图书在版编目（CIP）数据

泌语协行：内分泌的秘密. 第3辑 / 夏维波, 李梅主编. -- 北京：中国协和医科大学出版社, 2025. 5. -- ISBN 978-7-5679-2586-1

Ⅰ. R58

中国国家版本馆CIP数据核字第2024X59J96号

主　　编　夏维波　李　梅
策　　划　杨　帆
责任编辑　沈冰冰
封面设计　邱晓俐
责任校对　张　麓
责任印制　黄艳霞
出版发行　**中国协和医科大学出版社**
（北京市东城区东单三条9号　邮编100730　电话010-65260431）
网　　址　www.pumcp.com
印　　刷　三河市龙大印装有限公司
开　　本　889mm×1194mm　1/32
印　　张　8.75
字　　数　190千字
版　　次　2025年5月第1版
印　　次　2025年5月第1次印刷
定　　价　48.00元

编者名单

主　编　夏维波　李　梅

副主编　伍学焱　张　茜　段　炼　贾觉睿智
何　芳

编　者　（按姓氏笔画排序）

于　娜　王　鸥　王　曦　王林杰　王佳佳
王诗涵　平　凡　卢　琳　付子垚　邢小平
邢宝迪　朱伊祎　朱惠娟　伍学焱　多妍蓓
刘　赫　刘艺文　刘宏颖　刘晶华　池　玥
许岭翎　孙　磊　苏　婉　杜函泽　李　伟
李　响　李　梅　李　婷　李　楠　李乃适
李子怡　李天翊　李玉秀　李芳芳　李圆梦
李晨阳　杨　奕　连小兰　肖新华　吴伊凡
何　芳　余　洁　宋　桉　宋硕宁　张　伟
张　茜　张　娟　张　睿　张化冰　张沥元
张君宜　张晓霞　陈　蓉　陈美平　陈盈宇
陈紫晗　武凌鸽　茅江峰　林小云　周　翔
周智博　庞倩倩　赵宇星　胡　静　胡雯婧
钟　玲　段　炼　姜　艳　袁　涛　聂　敏
贾觉睿智　夏维波　柴晓峰　郭保程
郭晓溪　郭筱楠　唐　彦　龚凤英　崔云英

崔丽嘉　董亚秀　董颖越　韩　丽　童安莉
谢子嫣　虞睿琪　黎　明　潘　慧

秘　书　王　曦　刘艺文　刘　赫　崔丽嘉　赵宇星
崔云英　宋　桉

绘　画　陶　鸿

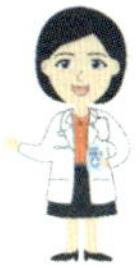

主编寄语

亲爱的读者朋友们：

大家好！由北京协和医院内分泌科撰写的科普书籍《泌语协行：内分泌的秘密（第3辑）》与您们见面了。

我们知道：内分泌系统是神秘而重要的，它由多种内分泌腺体、组织、细胞构成，并通过内分泌–神经–免疫等网络发挥重要作用，调节人体的生长发育、代谢、生殖，维持机体内环境的平衡与稳定。“泌语协行”系列科普书籍聚焦内分泌系统多种疾病的发病机制、临床表现、诊断、预防及治疗等方面，与大家一起分享科学知识及健康生活方式，旨在提高我们的健康素养和生活质量。

《泌语协行：内分泌的秘密（第3辑）》经过严格选题，层层选稿，最终纳入下丘脑垂体、甲状腺、肾上腺、糖代谢、性腺、骨骼代谢、肥胖、基础研究8个篇章共53篇科普文章，文中医生用浅显易懂的文字，有趣的笔触，为大家解读深奥的内分泌系统，阐释糖尿病、肥胖症、骨质疏松症，以及甲状腺、垂体、肾上腺、性腺等器官疾病的相关知识，每篇文章都由经验丰富的专家反复进行修改、润色，保证文章的科学性、严谨性及实用性。

开卷有益。相信“泌语协行”系列科普书籍必将成为呵护我们健康的益友，并有助于我们知晓如何养成健康的生活习惯，远离多种内分泌代谢疾病的困扰。写有温度的科普，做有情怀的医生，是我们一直在努力的目标。然而，囿于时间，本书一定有许多不足之处，还请广大读者朋友们指正。

夏维波

2024年10月

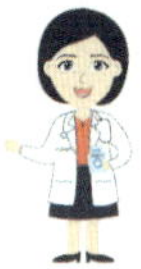

目　　录

CONTENT

下丘脑垂体篇

甲状腺篇

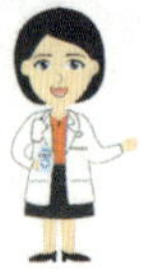

肾上腺篇

糖代谢篇

性腺篇

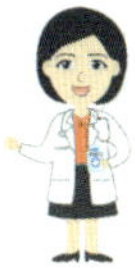

骨骼代谢篇

肥　胖　篇

基础研究篇

下丘脑垂体篇

01 垂体会调节哪些内分泌腺体的功能

垂体，位于颅底蝶鞍的垂体窝内，即双眼正后方、大脑正中间的位置，为豌豆大小的椭圆形小体，重量只有0.5～0.6g。体积虽小，但垂体是非常重要的内分泌腺体，也被称为“内分泌腺的司令部”，是调控多种激素平衡的总开关。

一、垂体如何发挥作用

下丘脑作为内分泌系统的“协调中心”，能够整合来自中枢神经系统的传入信号、自主神经功能、环境信号（如光和温度）及外周内分泌反馈。相应地，下丘脑会将精确的信号传递至垂体，随后垂体产生多种叫做“激素”的化学物质，并将其释放入血，通过血液循环到达它们的作用靶点，内分泌靶腺体和靶细胞或组织接收到激素的信号后便开始“按指令工作”，从而维持机体的正常运转（图1）。

这就是内分泌系统中重要的调控轴，其中，垂体位于轴的中心，发挥上传下达的核心作用。具体来说，下丘脑－垂体轴直接调控甲状腺、肾上腺、性腺的功能，同时影响人体生长、乳汁分泌和水盐平衡。

其中，内分泌靶腺体功能如下。

1. 甲状腺

位于颈部正前方，形状像蝴蝶一样，对称分布于气管两侧，受垂体支配分泌甲状腺激素，能够促进人体生长发育及大脑和神经的系统发育，还具有促进新陈代谢及调节

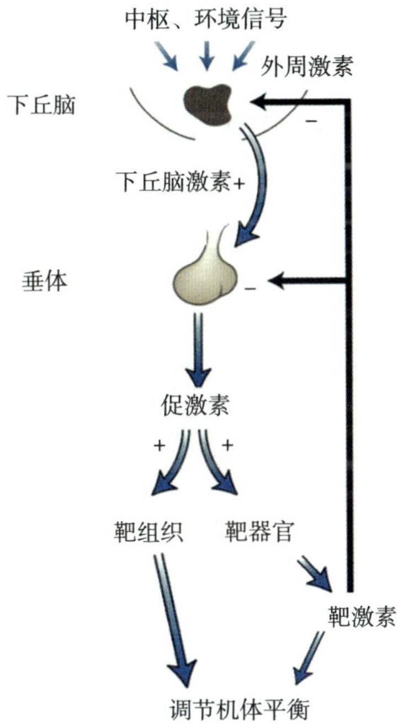

图1　下丘脑－垂体－靶腺轴的调控关系

心血管系统、消化系统、生殖系统等广泛作用。

2. 肾上腺皮质

分泌糖皮质激素和盐皮质激素，发挥调节机体糖类和水盐代谢、新陈代谢、免疫系统及生殖系统的功能。

3. 性腺

主要分泌性腺激素，促进性器官发育，并影响第二性征。男性睾丸可以分泌雄激素，促进男性青春期发育，睾丸激素与垂体激素相互作用，促进睾丸中精子的成熟。女性卵巢可以产生卵子，并分泌雌激素和孕激素，调节女性青春期发育和月经周期，并在怀孕的时候发挥重要作用。

二、垂体如何调控这些内分泌腺体

垂体根据其发育和结构特点可分为腺垂体（垂体前叶）和神经垂体（垂体后叶）两大部分（图2），垂体各部分都有独自的任务（表1）。

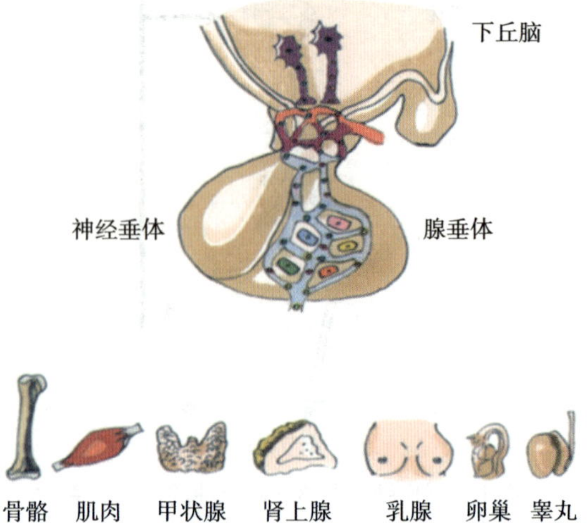

图2　垂体通过激素调控的内分泌腺体

表1　腺垂体分泌的激素和作用

激素	作用
促肾上腺皮质激素	调控肾上腺皮质，促进肾上腺皮质激素合成和释放
促甲状腺激素	调控甲状腺，促进甲状腺激素合成和释放
卵泡刺激素	促进男性睾丸产生精子，女性卵泡生长及卵泡内雌激素的分泌
黄体生成素	促进男性睾丸产生睾酮，女性卵巢分泌雌激素、孕激素，帮助排卵
生长激素	促进生长发育，促进蛋白质合成及骨骼生长
催乳素	促进乳房发育成熟和乳汁分泌

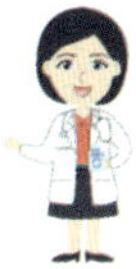

腺垂体主要分泌6种激素，其中4种促激素：促甲状腺激素（TSH）、促肾上腺皮质激素（ACTH）、卵泡刺激素（FSH）和黄体生成素（LH），分泌入血后都特异性地作用于外周各自的下级内分泌靶腺，再经靶腺激素调节全身组织细胞的活动，因此统称为“促激素”。TSH的靶器官是甲状腺，ACTH的靶器官是肾上腺皮质，FSH与LH的靶器官是人体的性腺（卵巢或睾丸）。

另外两种激素分别是生长激素（GH）和催乳素（PRL）。GH主要作用于肝脏、骨骼和肌肉，PRL作用于乳腺。

神经垂体本身不会制造激素，而是起一个仓库的作用。下丘脑的视上核和室旁核制造的抗利尿激素和催产素，通过下丘脑与垂体之间的神经纤维被送到神经垂体贮存起来，当机体需要时就释放到血液中（表2）。

表2　神经垂体分泌的激素和作用

激素	作用
抗利尿激素	又称抗利尿激素，减少肾脏排尿量，升高血压
催产素	促进子宫收缩，有助于分娩

这就是我们身体中神奇而重要的垂体，小小的垂体，大大的能量。一旦发生“工作失误”，不仅会出现垂体本身的异常（如占位效应，出现头痛、视力视野障碍等），还会出现波及全身多器官系统的复杂表现，因此，垂体疾病的诊治是漫长而曲折的。

（陈美平　王林杰）

参考文献

[1] 葛均波，徐永健．内科学［M］．8版．北京：人民卫生出版社，2013．

[2] 史铁蘩．协和内分泌和代谢学［M］．北京：科学出版社，1999．

[3] MELMED S．Mechanisms for pituitary tumorigenesis：the plastic pituitary［J］．J Clin Invest，2003，112（11）：1603-1618．

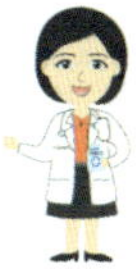

02 什么疾病竟让手足增大、容颜改变

不少人可能看过好莱坞动画片《怪物史莱克》，剧中史莱克的形象并非凭空想象的，据说法国摔跤手莫里斯·提列特是该创作的原型。提列特十分聪明，精通多国语言，却在20岁左右不幸患上一种罕见的内分泌疾病，导致容貌大变，被迫出走异国他乡，后在美国成为一名著名的职业摔跤手。令人遗憾的是，年仅51岁的提列特因心脏病早早去世，而提列特患上的疾病就是肢端肥大症。

肢端肥大症是一种威胁人类健康的罕见慢性进展性内分泌疾病。国外报道该病患病率为（2.8～13.7）/10万，年发病率为（0.2～1.1）/10万，国内暂无详细的临床流行病学数据。该病目前的知晓度还较低，由于其可能损伤多个器官，容易被漏诊、误诊、误治。目前该病延迟诊断十分常见，通常长达4.5～9.0年，最长可达25年甚至以上。

一、什么是肢端肥大症

肢端肥大症是腺垂体分泌生长激素过多，导致体型和内脏器官异常肥大，并伴有相应生理功能异常的内分泌代谢性疾病。95%以上的肢端肥大症是由垂体生长激素腺瘤所致（图3），一般为良性肿瘤。还有一些极其罕见的原因，如异位生长激素分泌瘤、促生长激素释放激素（GHRH）分泌瘤。异常升高的生长激素刺激肝脏产生过量的胰岛素样生长因子1（IGF-1），从而促进全身软组织、骨和软骨过度增生，引起容貌改变、糖脂代谢紊乱及全身多个脏器系统

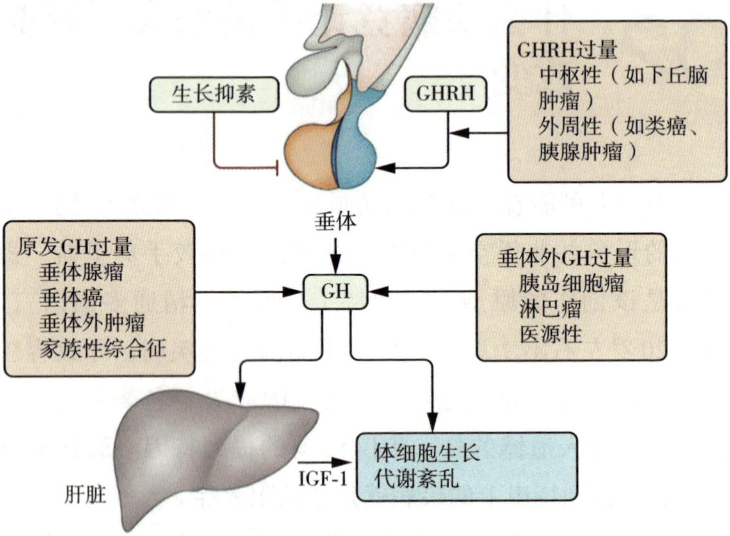

图3　垂体生长激素腺瘤——肢端肥大症最常见的原因

注：GH，生长激素。

发生缓慢而持久的改变，严重影响患者身体健康、生活质量和寿命。

对于骨骺尚未闭合的儿童和青少年而言，骨和软骨过度增生的直接后果是身高快速增长，称为巨人症；对于骨骺已经闭合的成年人而言，骨和软骨无法继续纵向生长，则表现为肢端肥大症。

二、如何通过“看脸”初识肢端肥大症

典型的肢端肥大症患者有以下外貌特点：眉弓和颧骨突出、鼻翼增宽、嘴唇肥厚、齿列稀疏、舌体肥厚、反殆、下颌前突、手足肥大等。还可出现多汗、皮脂腺分泌旺盛、皮肤粗糙增厚和皱褶等。

患者更直观的生活体验是很久不见的老朋友不认识自己了，自我感觉手足发胀，鞋码越买越大，婚戒变紧，声

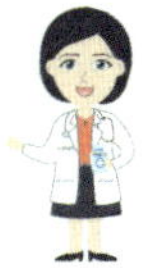

音低沉，下颌“地包天”……

由于肢端肥大症患者有特征性的面容改变，近年来有学者尝试用人脸识别技术来初筛和评估肢端肥大症病情进展情况，并取得一定成果。未来，可能通过一张简单的自拍照，人们就可以居家自查是否存在罹患肢端肥大症的风险。

三、肢端肥大症只是让人变丑那么简单吗

可能有患者觉得患该病后不就是相貌变丑点，自己不在意颜值，所以不重视该病，有这样的想法就大错特错了。除外貌改变外，生长激素持续过多分泌还会导致内脏肥大（心肌肥厚、肝脾大等）、高血压、糖尿病、骨关节炎、睡眠呼吸暂停等一系列并发症，甚至会增加某些肿瘤的发生风险。此外，垂体瘤的肿瘤占位效应可导致视力下降、视野缺损、头痛、恶心、呕吐等症状，甚至引发垂体卒中等急症（图4）。未经治疗的肢端肥大症患者与一般健康人群相比，死亡风险增加72%，预期寿命平均缩短多达10年。

四、出现哪些情况需要怀疑患肢端肥大症

如果存在以下情况，如新出现的糖尿病、新发或难以控制的高血压、心室肥大或心脏收缩舒张功能障碍、多发关节疼痛、不明原因的头痛、腕管综合征、睡眠呼吸暂停综合征、多汗、视力下降、结肠息肉、逐渐进展的下颌“地包天”、手脚变大等，如同时出现上述2个或以上症状，建议至内分泌科详细检查。

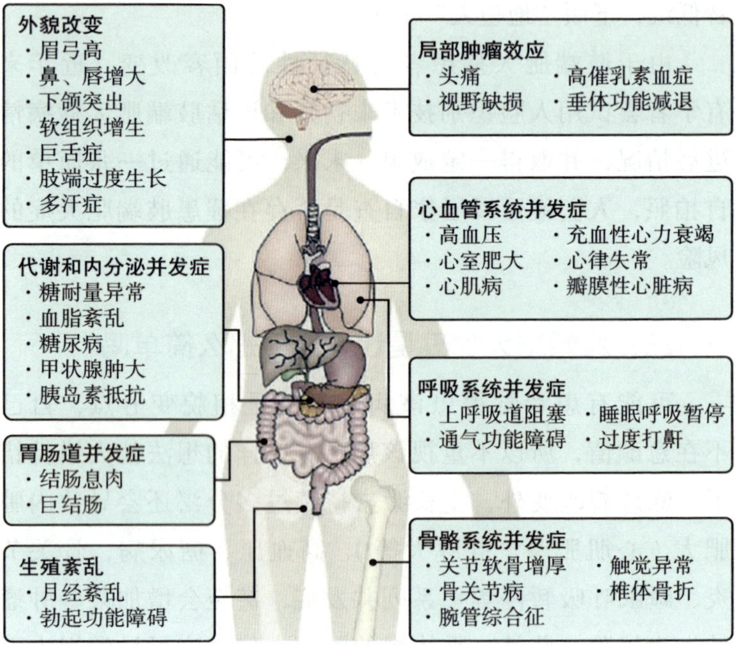

图4　肢端肥大症的外貌特征和主要并发症

图片改编自：https：//www.nature.com/articles/s41572-019-0071-6.

五、如何诊断评估肢端肥大症

1. 初步筛查

检测空腹或随机血清GH、IGF-1水平是否高于正常范围。

2. 确诊试验

葡萄糖生长激素抑制试验是诊断肢端肥大症的重要检查。该试验与口服葡萄糖耐量试验过程类似，如GH最低值＞1.0μg/L，支持肢端肥大症的诊断。

3. 明确定位

通过鞍区磁共振成像检查可明确垂体腺瘤的位置、大小、形态和侵袭性。

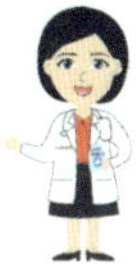

4. 评估并发症　由于肢端肥大症可引起全身多系统并发症，因此需完善血糖、血脂、血压、心脏、大血管、呼吸系统、骨骼和关节、肿瘤筛查等全身并发症评估，进行腺垂体激素、视力和视野检查。

5. 基因检测

部分患者的垂体生长激素腺瘤是遗传综合征的一部分，与基因突变有关。对于存在多个内分泌腺体肿瘤（如甲状旁腺肿瘤、胃肠胰神经内分泌肿瘤）、有类似疾病家族史等情况的患者，医生可能会建议行基因检测。

六、如何治疗肢端肥大症

由于该病比较罕见，且会影响全身多个器官和系统，所以诊治难度较高，因此，建议患者在内分泌科、神经外科、放射影像科、放疗科、病理科、心内科、呼吸科等组成的垂体腺瘤多学科团队指导下进行综合评估，确定治疗方案。目前的治疗手段包括手术治疗、药物治疗和放射治疗（图5）。需要特别指出的是，现有的单一治疗手段成功率并不是100%，其中，手术治疗的初始缓解率为46%～82%，而结合药物治疗和放射治疗能够显著提高长期缓解率。经过合理有效的治疗，大多数患者GH和IGF-1的水平可得到控制，对脏器的危害可逐渐减轻甚至逆转，生活质量明显改善，预期寿命显著延长。

随着社会对罕见病群体的关注度越来越高，罕见病患者们不再是孤军奋战了。肢端肥大症是一种可治疗、可控制的疾病，合理治疗、长期随访是改善预后的关键。让肢端肥大症患者重焕健康、自信、美丽的光彩，也是垂体腺瘤多学科团队医生们最大的希望。

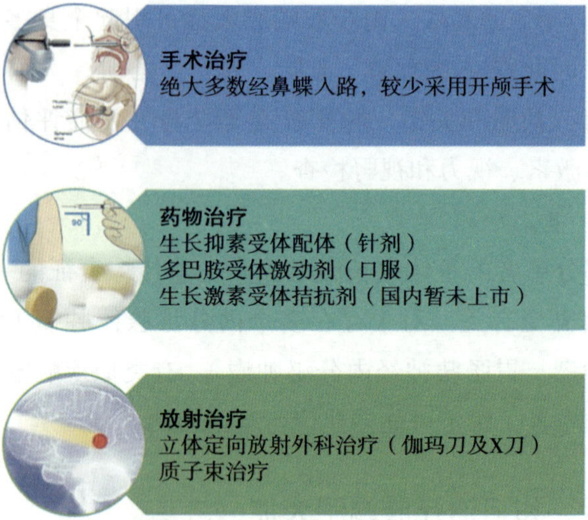

图5　肢端肥大症的主要治疗手段

（周　翔　段　炼）

参考文献

［1］中国垂体腺瘤协作组. 中国肢端肥大症诊治共识（2021版）［J］. 中华医学杂志，2021，101（27）：2115-2126.

［2］COLAO A，GRASSO L F S，GIUSTINA A，et al. Acromegaly［J］. Nat Rev Dis Primers，2019，5（1）：20.

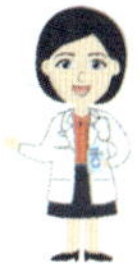

03 如何准确测量身高

在内分泌门诊候诊区，几位家长聚在一起，因为一个孩子的身高展开了热烈的讨论。丽丽的妈妈看到女儿的身高不禁疑惑："明明在家测的是145cm啊！怎么在这测就143cm了？"等在一旁桐桐的爸爸也附和起来："我也不明白，我儿子早上测的156cm，晚上再测就变矮了。"……家长们在一起谈到孩子的身高，总是有人欢喜有人忧。有的孩子身高增长缓慢，和同龄的孩子比起来矮了一大截，甚至一年也不见长。还有的孩子却长得很高，每年都在蹿个儿，甚至远超过一般成年人的身高。

身高的概念是从地面到头顶的距离。孩子的身高是每位家长都非常关心的问题，也是一个孩子成长过程中需要关注的重要身体发育指标之一。于是，很多有心的家长会带孩子来内分泌科门诊做检查，在门诊就诊时，医生会详细了解孩子实际的身高和体重，以期对孩子的生长发育有一个基本的了解。有细心的家长会发现，医生对孩子的身高是很关注的，但是，自己在家里给孩子测量身高每次都不太一致。那么，究竟为什么要测量身高？如何准确地测量身高呢？下面将给您揭晓答案。

一、测量身高的意义

正常的身高增长是孩子整体健康和营养状态的重要监测指标之一，建议家长能够每3～6个月及时给孩子测量并记录身高，养成定期记录孩子身高数值的好习惯。在就诊之前，如果能对孩子的身高情况有一个全面的掌握，甚至做好记录，在就诊时出示孩子的身高记录，医生就会一目了然，很直观地看到孩子身高增长的情况，有助于医生准确判断孩子的发育情况，并做出合理的诊断。同时避免了家长现场回忆造成的记忆混乱或错误。

二、测量身高的原则

想要准确地测量出孩子的真实身高，其实一点也不难，只要遵循以下“四定原则”，您就能得到一个相对真实准确的身高数据。那么，“四定原则”具体指的是什么呢？

1. 定时间

很多家长看到这个原则会有疑惑，难道测身高还要定时间吗？身高还会变化吗？是的，身高在一天之内可能会有轻微变化，一般清晨比晚上高1～2cm。所以，家长给孩子测量身高时，尽量每天在固定的时间进行测量。

2. 定测量人

这个原则是要求给孩子测量身高的家长尽量固定，因为不同的人看数值也会有偏差，并且不同的人尺子卡在头部的松紧度不一样，因此测出来的结果可以相差很大。身高增长是一个持续的趋势，由不同的人测出来的数值偏差可能会影响数据的准确性。

3. 定尺子

这点估计很多家长都很认同，在家里墙上贴身高尺是一个不错的选择，也便于前后比较。尤其是在短时间内（如几个月）需要准确了解孩子身高增长速度时，在同一个身高尺上测得的前后变化最为可靠。

4. 定站立姿势

一般大于3岁的孩子需要测量站立身高，站立身高指地面到孩子头顶的距离。小于3岁的孩子需要测量仰卧位身长。

三、测量身高的方法

说起测量身高的方法，可能很多家长都认为很简单，觉得不就是需要一把尺子吗？其实不然，测量身高看似简单，实际上要注意很多细节，细节是否正确决定了身高测量数值的准确性。因此，很多时候专业人员测出来的数据和我们在家里测量的数据会有一定差距。家长肯定更希望提供给医生最真实的数据，那么，在测量孩子身高时就要关注以下两点。

1. 站姿

“三点靠立柱”测量身高时，最好让孩子背靠身高计立柱或墙壁，头、肩胛间、骶骨（臀部中央的骨骼）及足跟应尽量贴在同一条直线上面，两眼平视，两手放在腿部两侧，两脚跟之间要靠拢，脚尖呈45°。孩子保持直立，挺胸抬头，平视前方。头部保持水平，即耳屏（耳朵前方的小突起）上缘与眼眶下缘在一条水平线上。在实际工作中，很多孩子在测量的时候不自觉的会有轻微低头，测量者需要注意，可以轻托孩子的下颌保持水平位置，此时放下卡头尺（图6）。

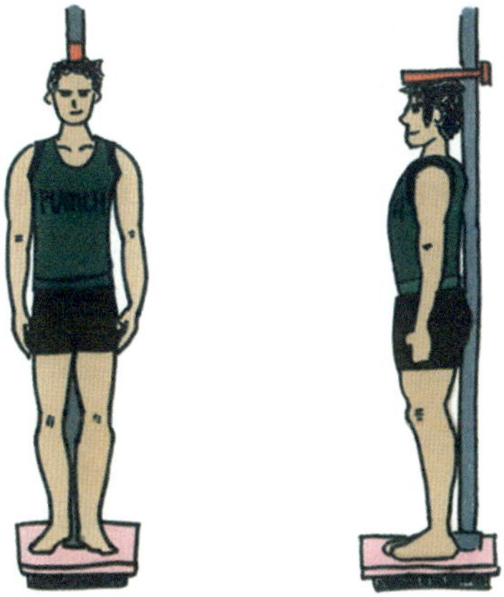

图6　准确测量身高

若家中没有卡头尺，可以用一本硬皮书的书脊抵住墙面，下缘放在头顶上，也能起到类似卡头尺的作用。

2. 注意事项

孩子在测量之前需要去掉鞋袜、帽子和其他影响身高的物品。给孩子测量身高时，家长应该下蹲和标尺平视读数，避免误差。还有一点特别需要女孩家长引起注意，一定要解下孩子扎在头顶或脑后的小辫子，这对孩子身高测量准确性的影响较大。

身高的增长速度因人而异，会受很多因素的影响，如营养、种族、遗传、内分泌调节等。因此，我们在记录孩子身高发育曲线的同时，建议在医生的指导下，帮助孩子养成良好的生活习惯，力所能及地帮助孩子获得理想的生长速度。

（何　芳　董亚秀）

参考文献

[1] 潘慧，朱惠娟，陈适. 标准化生长发育诊疗中心实施规范教程［M］. 北京：高等教育出版社，2019.

[2] 李辉，季成叶，宗心南，等. 中国0～18岁儿童、青少年身高、体重的标准化生长曲线［J］. 中华儿科杂志，2009，47（7）：487-492.

[3] REILLY T，TYRRELL A，TROUP J D. Circadian variation in human stature［J］. Chronobiol Int，1984，1（2）：121-126.

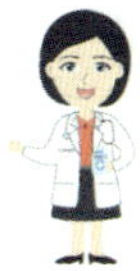

04 孩子个子矮怎么办

随着生活水平的提高，家长也越来越关注孩子的健康。时常担心孩子是不是太胖啦？孩子身高矮不矮？孩子是不是发育落后？孩子的发育状况成为越来越多家长关心的话题。下面，我们将围绕“孩子长不高该怎么办”这个话题，为家长们科普孩子长高的相关知识，一起帮助孩子们更健康快乐地成长。

一、我的孩子身材矮小吗

有网友调侃说有一种矮叫“我妈觉得我矮”。家长觉得孩子矮，孩子就真的属于身材矮小吗？当然不是。从医学的角度来看，判断孩子身材矮小的标准是孩子身高处于同年龄、同性别儿童平均身高2个标准差以下。用通俗的话说，就是比同年龄、同性别的绝大多数孩子要矮不少（表3、表4）。

二、身材矮小的原因有哪些？该怎么办

从医学角度来看，身材矮小是一个临床表现，能引起身材矮小的原因有很多。

1. 体质性生长发育延迟

就是俗称的“晚长”，这部分孩子发育较晚，但过程基本正常。如果按年龄作为参照，身高一般是偏矮的，但如果以骨龄为参照，身高往往是基本正常的，这时候就需要拍摄骨龄片来进一步评估。此外，体质性生长发育延迟的孩子还有一个特征，通常他们的爸爸或妈妈也是“晚长”的。

表3　0～18岁儿童青少年身高、体重标准差单位数值表（男）

年龄	-3SD		-2SD		-1SD		中位数		+1SD		+2SD		+3SD	
	身高（cm）	体重（kg）	身高（cm）	体重（kg）	身高（cm）	体重（kg）	身高（cm）	体重（kg）	身高（cm）	体重（kg）	身高（cm）	体重（kg）	身高（cm）	体重（kg）
出生	45.2	2.26	46.9	2.58	48.6	2.93	50.4	3.32	52.2	3.73	54.0	4.18	55.8	4.66
2月	52.2	3.94	54.3	4.47	56.5	5.05	58.7	5.68	61.0	6.38	63.3	7.14	65.7	7.97
4月	57.9	5.25	60.1	5.91	62.3	6.64	64.6	7.45	66.9	8.34	69.3	9.32	71.7	10.39
6月	61.4	5.97	63.7	6.70	66.0	7.51	68.4	8.41	70.8	9.41	73.3	10.50	75.8	11.72
9月	65.2	6.67	67.6	7.46	70.1	8.35	72.6	9.33	75.2	10.42	77.8	11.64	80.5	12.99
12月	68.6	7.21	71.2	8.06	73.8	9.00	76.5	10.05	79.3	11.23	82.1	12.54	85.0	14.00
15月	71.2	7.68	74.0	8.57	76.9	9.57	79.8	10.68	82.8	11.93	85.8	13.32	88.9	14.88
18月	73.6	8.13	76.6	9.07	79.6	10.12	82.7	11.29	85.8	12.61	89.1	14.09	92.4	15.75
21月	76.0	8.61	79.1	9.59	82.3	10.69	85.6	11.93	89.0	13.33	92.4	14.90	95.9	16.66
2岁	78.3	9.06	81.6	10.09	85.1	11.24	88.5	12.54	92.1	14.01	95.8	15.67	99.5	17.54
2.5岁	82.4	9.86	85.9	10.97	89.6	12.22	93.3	13.64	97.1	15.24	101.0	17.06	105.0	19.13
3岁	85.6	10.61	89.3	11.79	93.0	13.13	96.8	14.65	100.7	16.39	104.6	18.37	108.7	20.64
3.5岁	89.3	11.31	93.0	12.57	96.7	14.00	100.6	15.63	104.5	17.50	108.6	19.65	112.7	22.13
4岁	92.5	12.01	96.3	13.35	100.2	14.88	104.1	16.64	108.2	18.67	112.3	21.01	116.5	23.73

续 表

年龄	-3SD		-2SD		-1SD		中位数		+1SD		+2SD		+3SD	
	身高（cm）	体重（kg）	身高（cm）	体重（kg）	身高（cm）	体重（kg）	身高（cm）	体重（kg）	身高（cm）	体重（kg）	身高（cm）	体重（kg）	身高（cm）	体重（kg）
4.5岁	95.6	12.74	99.5	14.18	103.6	15.84	107.7	17.75	111.9	19.98	116.2	22.57	120.6	25.61
5岁	98.7	13.50	102.8	15.06	107.0	16.87	111.3	18.98	115.7	21.46	120.1	24.38	124.7	27.85
5.5岁	101.6	14.18	105.9	15.87	110.2	17.85	114.7	20.18	119.2	22.94	123.8	26.24	128.6	30.22
6岁	104.1	14.74	108.6	16.56	113.1	18.71	117.7	21.26	122.4	24.32	127.2	28.03	132.1	32.57
6.5岁	106.5	15.30	111.1	17.27	115.8	19.62	120.7	22.45	125.6	25.89	130.5	30.13	135.6	35.41
7岁	109.2	16.01	114.0	18.20	119.0	20.83	124.0	24.06	129.1	28.05	134.3	33.08	139.6	39.50
7.5岁	111.8	16.70	116.8	19.11	121.9	22.06	127.1	25.72	132.4	30.33	137.8	36.24	143.4	43.99
8岁	114.1	17.33	119.3	19.97	124.6	23.23	130.0	27.33	135.5	32.57	141.1	39.41	146.8	48.57
8.5岁	116.2	17.93	121.6	20.79	127.1	24.37	132.7	28.91	138.4	34.78	144.2	42.54	150.1	53.08
9岁	118.3	18.53	123.9	21.62	129.6	25.50	135.4	30.46	141.2	36.92	147.2	45.52	153.3	57.30
9.5岁	120.3	19.17	126.0	22.50	131.9	26.70	137.9	32.09	144.0	39.12	150.1	48.51	156.4	61.37
10岁	122.0	19.81	127.9	23.40	134.0	27.93	140.2	33.74	146.4	41.31	152.7	51.38	159.2	65.08
10.5岁	123.3	20.55	130.0	24.43	136.3	29.33	142.6	35.58	149.1	43.69	155.7	54.37	162.3	68.71
11岁	125.7	21.41	132.1	25.64	138.7	30.95	145.3	37.69	152.1	46.33	158.9	57.58	165.8	72.39

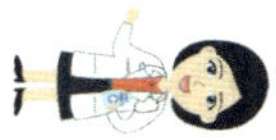

续 表

年龄	−3SD		−2SD		−1SD		中位数		＋1SD		＋2SD		＋3SD	
	身高（cm）	体重（kg）	身高（cm）	体重（kg）	身高（cm）	体重（kg）	身高（cm）	体重（kg）	身高（cm）	体重（kg）	身高（cm）	体重（kg）	身高（cm）	体重（kg）
11.5岁	127.7	22.35	134.5	26.96	141.4	32.73	148.4	39.98	155.4	49.19	162.6	60.96	169.8	76.17
12岁	130.0	23.37	137.2	28.41	144.6	34.67	151.9	42.49	159.4	52.31	166.9	64.68	174.5	80.35
12.5岁	132.6	24.55	140.2	30.01	147.9	36.76	155.6	45.13	163.3	55.54	171.1	68.51	178.9	84.72
13岁	136.3	26.21	144.0	32.04	151.8	39.22	159.5	48.08	167.3	59.04	175.1	72.60	183.0	89.42
13.5岁	140.3	28.16	147.9	34.22	155.4	41.67	163.0	50.85	170.5	62.16	178.1	76.16	185.7	93.50
14岁	144.3	30.40	151.5	36.54	158.7	44.08	165.9	53.37	173.1	64.84	180.2	79.07	187.4	96.80
14.5岁	147.6	32.59	154.5	38.71	161.3	46.20	168.2	55.43	175.0	66.86	181.8	81.11	188.5	99.00
15岁	150.1	34.59	156.7	40.63	163.3	48.00	169.8	57.08	176.3	68.35	182.8	82.45	189.3	100.29
15.5岁	151.9	36.33	158.3	42.26	164.7	49.49	171.0	58.39	177.3	69.44	183.6	83.32	189.8	100.96
16岁	152.9	37.67	159.1	43.51	165.4	50.62	171.6	59.35	177.8	70.20	184.0	83.85	190.1	101.25
16.5岁	153.5	38.77	159.7	44.54	165.9	51.53	172.1	60.12	178.2	70.79	184.3	84.21	190.3	101.36
17岁	154.0	39.58	160.1	45.28	166.3	52.20	172.3	60.68	178.4	71.20	184.5	84.45	190.5	101.39
18岁	154.4	40.65	160.5	46.27	166.6	53.08	172.7	61.40	178.7	71.73	184.7	84.72	190.6	101.36

来源：中华儿科杂志，2009，47（7）：487-492.

表4 0～18岁儿童青少年身高、体重标准差单位数值表（女）

年龄	-3SD		-2SD		-1SD		中位数		+1SD		+2SD		+3SD	
	身高（cm）	体重（kg）	身高（cm）	体重（kg）	身高（cm）	体重（kg）	身高（cm）	体重（kg）	身高（cm）	体重（kg）	身高（cm）	体重（kg）	身高（cm）	体重（kg）
出生	44.7	2.26	46.4	2.54	48.0	2.85	49.7	3.21	51.4	3.63	53.2	4.10	55.0	4.65
2月	51.1	3.72	53.2	4.15	55.3	4.65	57.4	5.21	59.6	5.86	61.8	6.60	64.1	7.46
4月	56.7	4.93	58.8	5.48	61.0	6.11	63.1	6.83	65.4	7.65	67.7	8.59	70.0	9.66
6月	60.1	5.64	62.3	6.26	64.5	6.96	66.8	7.77	69.1	8.68	71.5	9.73	74.0	10.93
9月	63.7	6.34	66.1	7.03	68.5	7.81	71.0	8.69	73.6	9.70	76.2	10.86	78.9	12.18
12月	67.2	6.87	69.7	7.61	72.3	8.45	75.0	9.40	77.7	10.48	80.5	11.73	83.4	13.15
15月	70.2	7.34	72.9	8.12	75.6	9.01	78.5	10.02	81.4	11.18	84.3	12.50	87.4	14.02
18月	72.3	7.79	75.6	8.63	78.5	9.57	81.5	10.65	84.6	11.88	87.7	13.29	91.0	14.90
21月	75.1	8.26	78.1	9.15	81.2	10.15	84.4	11.30	87.7	12.61	91.1	14.12	94.5	15.85
2岁	77.3	8.70	80.5	9.64	83.8	10.70	87.2	11.92	90.7	13.31	94.3	14.92	98.0	16.77
2.5岁	81.4	9.48	84.8	10.52	88.4	11.70	92.1	13.05	95.9	14.60	99.8	16.39	103.8	18.47
3岁	84.7	10.23	88.2	11.36	91.8	12.65	95.6	14.13	99.4	15.83	103.4	17.81	107.4	20.10
3.5岁	88.4	10.95	91.9	12.16	95.6	13.55	99.4	15.16	103.3	17.01	107.2	19.17	111.3	21.69
4岁	91.7	11.62	95.4	12.93	99.2	14.44	103.1	16.17	107.0	18.19	111.1	20.54	115.3	23.30

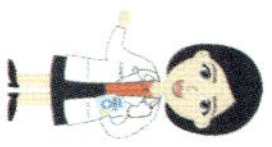

续 表

年龄	-3SD		-2SD		-1SD		中位数		+1SD		+2SD		+3SD	
	身高（cm）	体重（kg）	身高（cm）	体重（kg）	身高（cm）	体重（kg）	身高（cm）	体重（kg）	身高（cm）	体重（kg）	身高（cm）	体重（kg）	身高（cm）	体重（kg）
4.5岁	94.8	12.30	98.7	13.71	102.7	15.33	106.7	17.22	110.9	19.42	115.2	22.00	119.5	25.04
5岁	97.8	12.93	101.8	14.44	106.0	16.20	110.2	18.26	114.5	20.66	118.9	23.50	123.4	26.87
5.5岁	100.7	13.54	104.9	15.18	109.2	17.09	113.5	19.33	118.0	21.98	122.6	25.12	127.2	28.89
6岁	103.2	14.11	107.6	15.87	112.0	17.94	116.6	20.37	121.2	23.27	126.0	26.74	130.8	30.94
6.5岁	105.5	14.66	110.1	16.55	114.7	18.78	119.4	21.44	124.3	24.61	129.2	28.46	134.2	33.14
7岁	108.0	15.27	112.7	17.31	117.6	19.74	122.5	22.64	127.6	26.16	132.7	30.45	137.9	35.75
7.5岁	110.4	15.89	115.4	18.10	120.4	20.74	125.6	23.93	130.8	27.83	136.1	32.64	141.5	38.65
8岁	112.7	16.51	117.9	18.88	123.1	21.75	128.5	25.25	133.9	29.56	139.4	34.94	144.9	41.74
8.5岁	115.0	17.14	120.3	19.71	125.8	22.83	131.3	26.67	136.9	31.45	142.6	37.49	148.4	45.24
9岁	117.0	17.79	122.6	20.56	128.3	23.96	134.1	28.19	139.9	33.51	145.8	40.32	151.8	49.19
9.5岁	119.1	18.49	125.0	21.49	131.0	25.21	137.0	29.87	143.1	35.82	149.2	43.54	155.4	53.77
10岁	121.5	19.29	127.6	22.54	133.8	26.60	140.1	31.76	146.4	38.41	152.8	47.15	159.2	58.92
10.5岁	123.9	20.23	130.3	23.74	136.8	28.16	143.3	33.80	149.8	41.15	156.3	50.92	163.0	64.24
11岁	126.9	21.46	133.4	25.23	140.0	29.99	146.6	36.10	153.3	44.09	160.0	54.78	166.7	69.27

续 表

年龄	-3SD		-2SD		-1SD		中位数		+1SD		+2SD		+3SD	
	身高（cm）	体重（kg）	身高（cm）	体重（kg）	身高（cm）	体重（kg）	身高（cm）	体重（kg）	身高（cm）	体重（kg）	身高（cm）	体重（kg）	身高（cm）	体重（kg）
11.5岁	129.9	22.89	136.5	26.89	143.1	31.93	149.7	38.40	156.3	46.87	162.9	58.21	169.6	72.80
12岁	133.0	24.58	139.5	28.77	145.9	34.04	152.4	40.77	158.8	49.54	165.3	61.22	171.8	75.32
12.5岁	135.9	26.32	142.1	30.64	148.4	36.04	154.6	42.89	160.8	51.75	167.1	63.44	173.3	77.05
13岁	138.2	28.11	144.2	32.50	150.3	37.94	156.3	44.79	162.3	53.55	168.3	64.99	174.3	78.17
13.5岁	140.1	29.81	146.0	34.23	151.8	39.66	157.6	46.42	163.4	54.99	169.2	66.03	175.0	78.87
14岁	141.5	31.38	147.2	35.80	152.9	41.18	158.6	47.83	164.3	56.16	169.9	66.77	175.5	79.27
14.5岁	142.6	32.73	148.2	37.13	153.8	42.45	159.4	48.97	164.9	57.06	170.4	67.28	175.9	79.48
15岁	143.3	33.78	148.8	38.16	154.3	43.42	159.8	49.82	165.3	57.72	170.8	67.61	176.2	79.60
15.5岁	143.7	34.59	149.2	38.94	154.7	44.15	160.1	50.45	165.6	58.19	171.1	67.82	176.4	79.68
16岁	143.7	35.06	149.2	39.39	154.7	44.56	160.1	50.81	165.5	58.45	171.0	67.93	176.4	79.77
16.5岁	143.8	35.40	149.3	39.72	154.7	44.87	160.2	51.07	165.6	58.64	171.0	68.00	176.4	79.86
17岁	144.0	35.57	149.5	39.88	154.9	45.01	160.3	51.20	165.7	58.73	171.0	68.04	176.5	79.95
18岁	144.4	35.85	149.8	40.15	155.2	45.26	160.6	51.41	165.9	58.88	171.3	68.10	176.6	79.90

来源：中华儿科杂志，2009，47（7）：487-492.

2. 病理性矮小

很多疾病都可以引起身材矮小，包括生长激素缺乏症、各类慢性病和许多内分泌遗传综合征等。每种疾病都有特定的临床表现和诊断方法，如有相关的疾病表现，需要配合医生完成特定的化验检查来进一步排查。

总之，如果孩子的身高已经矮于或者接近身材矮小的标准，就要尽快到医院寻求内分泌科医生的帮助，必要时完善检查以明确矮小的病因，并进一步治疗。

三、身材稍微偏矮的孩子该怎么办

对于更多的家长来说，自己的孩子可能并没有到医学上的“矮小”标准，但又比同龄的孩子稍微矮一点点，这部分家长可以先从改善孩子的生活方式入手。

1. 均衡饮食

随着社会经济的发展，孩子们吃的也越来越好，这时候要更加注意保持均衡饮食，避免让孩子大量食用高油脂、高糖分或高盐分的食物，让孩子从小养成健康的饮食习惯。

2. 加强体育运动

不同年龄段的孩子要选择适合的运动方式，每日保证一定的运动量。不要因为学习压力大、课余时间少而减少体育运动。

3. 保证优质睡眠

促进孩子长高的生长激素主要在夜间熟睡时分泌，因此，保证优质睡眠对孩子的生长发育尤为重要（图7）。另外，优质睡眠也可以让孩子在夜间得到充分休息，提升孩子白天的学习效率。

在改善生活方式一段时间后，如果孩子的身高仍然没有改善甚至更加落后，尤其是当孩子的年生长速度明显下

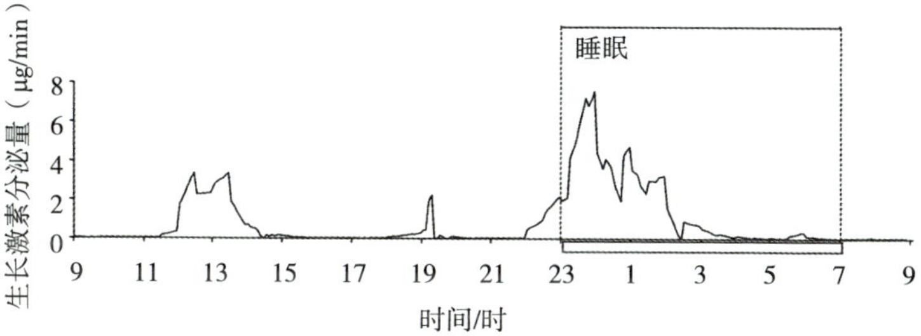

图7　生长激素在不同时间点的分泌水平

图片来源：Growth Horm IGF Res，2004，14（Suppl A）：S10-S17.

降时，就要到医院请内分泌科医生帮忙分析孩子身高偏矮的可能原因，以帮助孩子更快地生长。

四、父母都不高该怎么办？如何计算遗传靶身高

有些孩子家长身高都不高，担心孩子身高会“随爸妈”。医学上有一个遗传靶身高的粗略计算公式，可供家长们参考：男孩遗传靶身高预测公式为：（父亲身高＋母亲身高＋13cm）÷2，女孩遗传靶身高预测公式为：（父亲身高＋母亲身高－13cm）÷2。计算结果上下浮动5cm均属正常范围。

但必须要说明的是，上述公式只是一个很粗略的计算方法，并不代表孩子最终的成年终身高。因为身高是一个先天遗传、后天环境等多因素共同作用下的复杂结果，所以通过父母身高简单计算得到的遗传靶身高只能作为一个参考。

五、如何计算孩子生长速度？如何判断生长速度是否正常

生长速度＝（本次身高－上次身高）÷间隔月份×12

一般来说，生长速度在同龄儿童生长速度的第25百分

位数以下就需要特别关注了，如果出现以下情况就意味着孩子的生长速度已经远落后于同龄的孩子了，需要您尽快带孩子到医院就诊。

（1）2岁以下的孩子，每年生长速度＜7cm。

（2）4岁至青春期前，每年生长速度＜4cm。

（3）青春期开始后，每年生长速度＜6cm。

（周智博　潘　慧）

参考文献

[1] 李辉，季成叶，宗心南，等. 中国0～18岁儿童、青少年身高、体重的标准化生长曲线[J]. 中华儿科杂志，2009，47（7）：487-492.

[2] YADAV S，DABAS A. Approach to short stature[J]. Indian J Pediatr，2015，82（5）：462-470.

[3] RAIVIO T，MIETTINEN P J. Constitutional delay of puberty versus congenital hypogonadotropic hypogonadism：Genetics，management and updates[J]. Best Pract Res Clin Endocrinol Metab，2019，33（3）：101316.

[4] LUO Z C，LOW L C，KARLBERG J. A comparison of target height estimated and final height attained between Swedish and Hong Kong Chinese children[J]. Acta Paediatr，1999，88（3）：248-252.

[5] VAN CAUTER E，LATTA F，NEDELTCHEVA A，et al. Reciprocal interactions between the GH axis and sleep[J]. Growth Horm IGF Res，2004，14（Suppl A）：S10-S17.

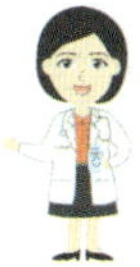

05 如何助力孩子长高

在这个“恐矮”的时代，每个父母都希望自己的孩子能长得高一些、再高一些，但不少家长对于孩子如何长高还存在许多认知上的误区。

那么，如何让孩子健康、科学地长高呢？

一、人是怎么长高的

人体的长高是肌肉、骨骼等共同生长的表现。其中以骨骼生长最为关键，骨骼由多种细胞组成，有负责制造骨细胞的成骨细胞，有负责拆除旧骨的破骨细胞。在成骨细胞和破骨细胞的共同作用下，骨骼处于破坏与新生的动态平衡之中，人体也由此得以生长。

在胎儿早期，四肢骨骼先以软骨形式出现，逐渐在生长过程中出现矿化，从而成为真正的骨骼。在未成年人骨骼X线片中，骨的两端存在非常特殊的区域——骨骺和生长板。其中，骺板在受到生长激素刺激时会产生新的骨组织，使骨骼纵向生长。相应的，身高也变得越来越高了。成年后，骨骺的生长逐渐变得缓慢，最终完全与骨骺融合，骨骼不能再生长。

骨骼最后的形状不仅决定于其长度和宽度，也依赖于肌肉的牵拉力及邻近组织的位置。骨骼在达到成年大小和形状后，仍需不断地重新塑造以形成坚实的骨骼。因此，家长不仅要注意孩子的骨骼生长，更要通过增加体育运动来提高孩子的骨骼质量。

二、长高有规律吗

正常人的生长并不是一个匀速的过程，各年龄段都有不同的特点，而且生长过程中有两个身高快速增长的阶段，即生长高峰期——婴儿期和青春期。婴儿出生后的第1年身高可增长25cm，第2年增长12cm左右，此后儿童生长速度逐渐变缓，2～4岁每年身高增长约7.5cm。4岁到青春期前，儿童每年身高增长约5cm，因此，对于4岁到青春期前的孩子，身高增速每年在4～6cm都是正常的。而在青春期，孩子的身高平均每年可以增长7～10cm，该时期大约持续3年，在此期间男孩总共增长25～28cm，而女孩能增长20～25cm。“蹿个儿”的时间存在性别差异，女孩比男孩平均早2年，女孩的青春期快速生长阶段通常从10～11岁开始，男孩通常从12～13岁开始，婴儿期和青春期是决定成年后终身高的关键时期，但此阶段孩子的身高会受到外界因素的影响，最终可能会影响遗传因素所决定的生长潜能的发挥。

家长需要结合孩子的特点与具体情况，发现孩子生长发育中出现的问题，要有针对性地及时加以解决，抓住生长的两个“黄金时期”，从而使孩子能够发挥最大的生长潜能，达到理想的成年最终身高。

三、影响长高的因素有哪些

身高由先天和后天因素共同确定，遗传起主导作用，但后天因素也很重要。一般来说，在良好的环境下成长，子女身高的60%～70%取决于父母的身高。而后天因素包括生活中的营养、运动、睡眠、心理、环境及疾病等，也会对生长发育产生很大影响。由此可见，影响长高的因素

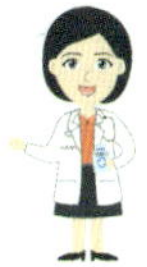

是多样的、复杂的，每个人的生长速度在遗传和后天因素影响下各有特色。因此，作为家长，既不要想当然觉得孩子矮就一定是晚长而不加干预，也不要因为自己矮就认为孩子将来就一定长不高，自暴自弃。要每3～6个月定期监测孩子的身高变化，如果发现孩子身材明显矮小，即“矮得多”（长期坐在教室第一排），或生长速度突然显著下降等，就要及时就医，由专科医生进行进一步评估。

四、如何助力孩子长高

促进孩子长高，家长可从以下几个方面入手。

1. 营养

营养是影响孩子身高发育的重要因素之一。家长要注意保证孩子营养均衡、食物多样。食物中蛋白质、钙、维生素A、维生素D等营养素是影响骨骼发育的关键因素，因此，应保证孩子摄入足够的优质蛋白，富含优质蛋白的食物有牛奶、鸡蛋、鱼类和虾等。建议学龄儿童每天至少应摄入300ml牛奶，足量的糖（碳水化合物），尽量粗细搭配，适量的脂类，建议以多不饱和脂肪酸和单不饱和脂肪酸为主，并且要保证营养的均衡。如何做到营养均衡？具体可参考中国儿童平衡膳食算盘（2022）（图8）。此外，要警惕让孩子减少油炸食品、洋快餐、五花八门的补品和各种甜饮料的摄入，警惕因食物摄入不当导致的性早熟。

2. 锻炼

锻炼对身高有深远影响。适量的运动可以刺激骨骼生长，增强肌肉力量，特别是有氧运动可以改善心肺功能，提高机体代谢率，促进生长激素分泌。建议孩子多增加一些运动：①弹跳运动，如跳绳、跑步等。②拉伸运动，如单杠、跳远等。③全身性运动，如篮球、排球、羽毛球或

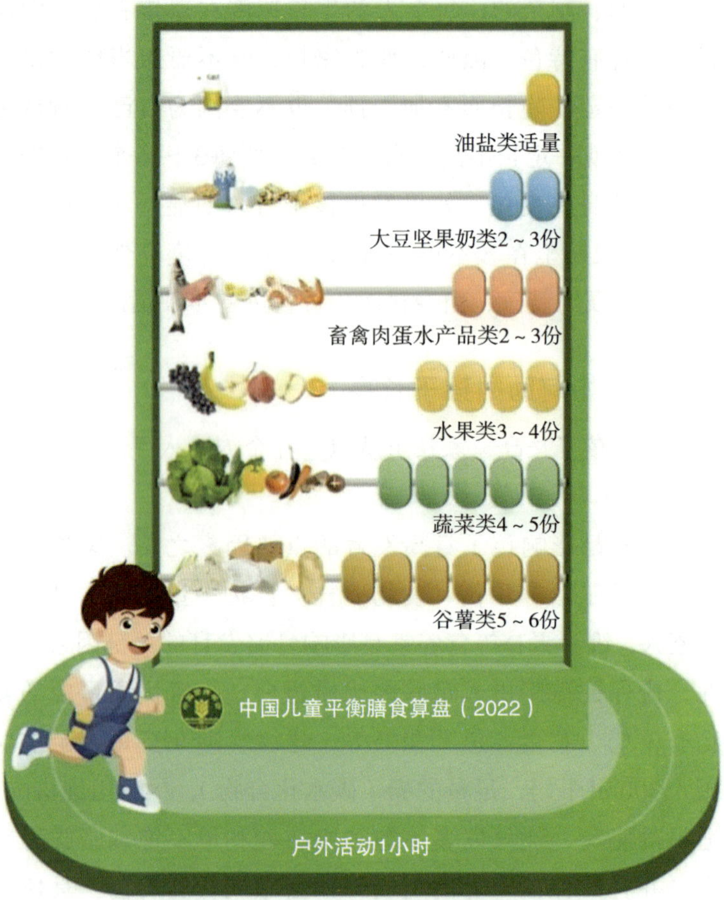
油盐类适量
大豆坚果奶类2 ~ 3份
畜禽肉蛋水产品类2 ~ 3份
水果类3 ~ 4份
蔬菜类4 ~ 5份
谷薯类5 ~ 6份
中国儿童平衡膳食算盘（2022）
户外活动1小时

图8　中国儿童平衡膳食算盘（2022）

图片来源：中国营养学会网站.

游泳等。不建议选择负重运动，如哑铃、铅球等。运动强度也有讲究，推荐每周至少3天、每次至少60分钟以上的中高强度活动和增强肌肉力量、骨骼健康的抗阻活动，这将会带来更大的健康收益。

3. 睡眠

睡眠是促进身高发育的重要环节。之所以强调睡眠的重要性，是因为身高的增长与体内生长激素有关，而睡眠跟人体生长激素的分泌密切相关。只有在深度睡眠期间，生长激素才会分泌达峰，而其中22：00～1：00、5：00～7：00这两个时间段，生长激素分泌最为旺盛。因此，建议青少年（14～17岁）每晚应保证8～10小时的睡眠，学龄儿童（6～13岁）保证每晚9～11小时的睡眠，并且尽量在22：00之前进入梦乡。

总之，人的身高是由遗传和环境因素共同决定的。饮食、锻炼、睡眠等因素可以通过促进生长激素分泌和骨骼生长来增加身高。我们应该注意保证孩子营养均衡、适量运动和充足的睡眠，以促进孩子身体健康和发育。

（张沥元　潘　慧）

参考文献

[1] 朱慧娟，王林杰，杜函泽. 矮小与生长发育[M]. 北京：中国协和医科大学出版社，2022.

[2] 潘慧，朱惠娟，陈适. 标准化生长发育诊疗中心实施规范教程[M]. 北京：高等教育出版社，2019.

甲状腺篇

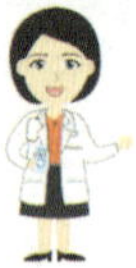

06 协和专家教您如何补碘

碘盐会引起甲状腺癌吗？近20年来关于这个问题在互联网上的讨论经久不衰。“食盐加碘”政策实施20余年来，我国甲状腺癌的患病率一直呈上升趋势。这一现象，在部分网络“大咖”眼里，就成了碘盐“致癌”的重要“证据”。然而，这个现象是否能够成为证据的核心就是，时间先后关系是否即意味着因果关系？下面我们将从科学的角度尝试探讨这一问题。

一、碘在人体中有哪些作用

碘是人体必需的微量元素，也是合成甲状腺激素的重要原料。甲状腺激素是维持机体基础活动的激素，可以促进人体生长发育、参与脑发育、调节新陈代谢。因此，充足的碘可以保障甲状腺激素合成，维持机体健康。

二、什么是甲状腺功能减退症

碘不足会导致甲状腺激素合成不足，不足以维持人体正常生理功能，甚至可能导致甲状腺功能减退症（简称甲减）。成人可能会出现记忆力下降、便秘、体重增加、皮肤变干粗糙等一系列症状，还可能会出现反应迟钝、嗜睡等问题，情况严重者会影响正常生活和工作。

三、什么是碘缺乏病

顾名思义，碘缺乏病即机体碘摄入不足而产生的疾病，主要包括地方性甲状腺肿和地方性呆小病。地方性甲状腺肿俗称“大脖子病”，严重情况下会压迫人体气管和食管，导致呼吸困难和吞咽困难。

四、碘缺乏病的危害

缺碘对不同人群有不同影响，儿童缺碘会造成甲状腺激素缺乏，直接影响儿童的智力和体格发育，甚至会造成患儿生活不能自理。

孕期女性在孕早期时，对碘的需求量非常大，缺碘会直接影响胎儿神经系统发育。如果孕妇缺碘严重，可能导致胎儿患地方性呆小病，严重影响智力和生长发育，甚至还会导致孕妇流产、早产等。所以，对于孕期女性而言，碘摄入量一般应明显高于正常成人。

五、不同人群怎样补碘

2018年《中国居民补碘指南》中提到，对于14岁以上青少年及成人而言，碘推荐摄入量为120μg/d。根据我国地理环境特点，我国居民应食用碘盐以满足每天的碘摄入需求。

对于孕期及哺乳期女性，鼓励食用碘含量较高的孕妇用盐，或者多摄入一些海产品，包括海带、紫菜等。

对于母乳喂养的婴幼儿，要特别关注母亲碘摄入量是否充足。对于非母乳喂养的婴幼儿而言，家长在购买配方奶粉时要考虑奶粉产地。为了防治碘缺乏病，我国规定在婴幼儿奶粉中必须加碘，所以家长如果选用进口奶粉，要特别注意奶粉中碘元素的含量。

六、甲状腺疾病患者怎样补碘

对于甲状腺功能亢进症（简称甲亢）患者而言，需要严格控制碘的摄入，目前推荐食用无碘盐。最新的临床研究提示，甲状腺功能正常控制以后摄入常规量的碘盐并无不良事件发生。因此，最佳方案还有待于进一步研究，但甲亢期间通常不提倡补碘。

存在甲状腺结节的人群是否需要补碘呢？这要看甲状腺结节的产生是否与碘摄入量有关。例如，缺碘严重引起甲状腺增生时，也会导致甲状腺结节的产生，这种情况下补碘病情会有一定程度的好转，但严重时也需要配合其他治疗方案。所以，存在甲状腺结节的人群需要前往医院就医，具体分析结节与碘摄入的关系。目前，并没有发现补碘与甲状腺癌之间有直接关系。

七、专家来答疑

1. 甲状腺肿大，挂哪个科室判断是不是缺碘

首先，甲状腺肿大并不代表一定缺碘，许多原因可以导致甲状腺肿大。只是人体缺碘较严重时，可能引起甲状腺肿大。这种情况下，患者可以咨询内分泌科医生，确定是否为由缺碘引起的甲状腺肿大。一些患者甲状腺肿大可能是外科问题，这部分患者可以前往甲状腺外科或者基本外科就诊。

2. 糖尿病患者可以食用碘盐吗

糖尿病患者可以正常食用碘盐。

3. 碘缺乏病能治愈吗？如果早发现、早治疗，能否防止复发

碘缺乏病如果在初期就被发现，人体及时补充碘，通常无大碍。但如果碘缺乏病情况严重或持续时间很长，如长达20年的碘缺乏，甲状腺增生严重，甚至压迫气管、食管，这时就需要进行手术治疗了。但目前随着碘盐的普及，

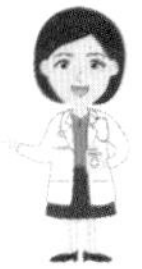

这种情况已经非常少见了。

存在碘缺乏病的患者经补碘痊愈后，若不继续补碘，很可能会复发，因此，患者要注意坚持补碘。

4. 常见的补碘误区有哪些

最常见的误区是无限制食用无碘盐。长期食用无碘盐对于我国大部分人群而言并不合适，只有甲亢患者等特殊人群才对无碘盐有真正的需求。

5. 怎样知道自己碘摄入不足

一般来说，通过检验尿碘可以判断碘摄入量是否充足，但对于甲状腺功能正常、正常食用碘盐的人群，不建议检验尿碘。对于孕妇而言，检验尿碘通常是必要的，孕妇可以根据检验结果调整饮食。

6. 海盐可以替代碘盐补碘吗

不可以。一般海盐中的碘含量很少，远低于碘盐所补充的碘的含量。

（李乃适）

07 正常食用碘盐不增加甲状腺癌风险

一、碘是甲状腺激素不可替代的原料

甲状腺是甲状腺激素的合成场所，而碘和酪氨酸是合成甲状腺激素的原料。因为甲状腺激素对于人体来说实在太重要了，尤其是对新陈代谢和生长发育而言，所以，碘是一种不可或缺的微量元素。

二、碘盐的推广和地方性甲状腺肿

我国大部分地区的水和土壤中都存在缺碘的问题，山区、丘陵、河谷地带更为严重。世界卫生组织（WHO）和国际控制碘缺乏病理事会（ICCIDD）推荐正常成年人每天摄入碘150μg。在我国大部分地区，一个成年人每天通过饮水摄入大约10μg碘，每天从食物中摄入25～50μg碘，当然，如果平时喜欢吃含碘高的食物如海产品，则从食物中摄入的碘会更多。因此，我国大多数地区居民在“食盐加碘”政策出台以前均存在不同程度的碘摄入不足，严重的就会出现地方性甲状腺肿，儿童则出现地方性呆小病，后者严重影响生长发育，尤其是智力发育。

因此，我国医学界从20世纪30年代起就开始探讨如何补充碘元素，在朱宪彝、马太、陈祖培等几代内分泌学家的努力下，在多地试点以后，确定了我国的“食盐加碘”政策，并在实施后取得了极好的效果。地方性甲状腺肿和地方性呆小病目前在临床上已经很难见到，而相关研究也显示补碘后儿童的智力水平显著提高。因此，“食盐加碘”

政策可谓取得了巨大的成功。

然而，即便在大获成功的同时，参与这一重要项目的学者们也提出了补碘后是否存在引起甲状腺其他疾病的可能性，包括甲状腺癌的可能性。

三、甲状腺癌患病率的攀升及病因

在我国，甲状腺癌作为一种较为常见的肿瘤，近20年来患病率逐渐升高。然而，其真正的原因，科学界的一致观点是，检测手段的提高和早期筛查的普及。超声技术的快速发展和应用，让原先“看不见”的结节无所遁形，让原先“看不清”的结节原形毕露。于是，越来越小的甲状腺癌被早期发现，而多数甲状腺癌属于甲状腺乳头状癌，通常生长缓慢，因此被早期发现的概率大大增加。同时，随着经济的发展和人们健康意识的增强，甲状腺超声越来越多地进入了常规体检项目，于是甲状腺结节被大批量筛查出来，而其中一部分本来颇为隐匿的甲状腺癌也随之“浮出水面”。这是对甲状腺癌患病率快速攀升的最合理解释，远较用碘摄入量增加来解释合理得多。并且，同一时期，在国际上碘摄入量减少或保持稳定的国家，甲状腺癌的患病率也在明显升高，这也为这一现象提供了很好的佐证。

那么，撇开其他因素，目前我国的碘盐食用量到底有没有可能使甲状腺癌患病率升高呢？近年来我国的重要研究——中国居民碘营养和甲状腺疾病状况调查（TIDE研究）给出了更为明确的回答。

四、TIDE研究

TIDE研究是2015—2017年由中华医学会内分泌学分会

与中国疾病预防控制中心（CDC）合作、在全国31个省、自治区、直辖市开展的中国居民碘营养和甲状腺疾病状况调查的简称。调查结果显示，多年“食盐加碘”政策以后，在高水平碘摄入地区甲状腺癌的患病率并未增加。这是目前最能够回答食用碘盐是否会增加甲状腺癌患病率的最佳证据。当然，更为确凿的循证医学证据还有待进一步研究。

综上所述，目前并没有证据说明正常食用碘盐和甲状腺癌有因果关系。相反，缺碘会造成甲状腺疾病这一结论非常明确，尤其是对孕妇和儿童来说更是如此。当然，过多食用碘盐也无必要，并且摄入盐过多增加高血压的风险同样是实实在在的。因此，正常食用碘盐，对于绝大多数人来说，是最为合理的选择。

（陈紫晗　李乃适）

参考文献

[1] American Thyroid Association（ATA）Guidelines Taskforce on Thyroid Nodules and Differentiated Thyroid Cancer，et al. Revised American Thyroid Association management guidelines for patients with thyroid nodules and differentiated thyroid cancer [J]. Thyroid，2009，19（11）：1167-1214.

[2] LIU X H，CHEN G G，VLANTIS A C，et al. Iodine induces apoptosis via regulating MAPKs-related p53，p21，and Bcl-xL in thyroid cancer cells [J]. Mol Cell Endocrinol，2010，320（1-2）：128-135.

[3] KNOBEL M，MEDEIROS-NETO G. Relevance of iodine intake as a reputed predisposing factor for thyroid cancer [J]. Arq Bras Endocrinol Metabol，2007，51（5）：701-712.

[4] LI Y，TENG D，BA J，et al. Efficacy and safety of long-term universal salt iodization on thyroid disorders：epidemiological evidence from 31 provinces of mainland China [J]. Thyroid，2020，30（4）：

568-579.

[5] WANG Y, WANG J, CHEN Z, et al. Analysis of the correlation between high iodized salt intake and the risk of thyroid nodules: a large retrospective study [J]. BMC Cancer, 2021, 21 (1): 1000.

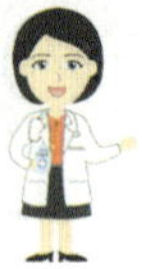

08 甲状腺癌患者术后该如何科学服用甲状腺素

甲状腺癌是人体头颈部最常见的恶性肿瘤，以女性多见，发病率居女性所有恶性肿瘤的第四位。随着人们体检意识的不断提高，很多甲状腺癌在早期无症状时即可通过超声筛查发现。不少患者以为做完手术就万事大吉了，为什么医生还要求我长期服药、定期复查，甚至甲状腺功能都出问题了医生还不给我调整用药？您是不是也有上述疑问呢？关于这些问题下面为您一一解答。

一、甲状腺癌分为哪几类

首先需要了解自己患的是哪一种甲状腺癌。根据最新的《甲状腺结节和分化型甲状腺癌诊治指南》，甲状腺癌可分为甲状腺乳头状癌、甲状腺滤泡癌、甲状腺嗜酸性细胞癌、分化型高级别甲状腺癌、甲状腺低分化癌、甲状腺未分化癌及髓样癌，前四者被称为分化型甲状腺癌。其中以甲状腺乳头状癌最为常见，约占全部甲状腺癌的90%。

二、为什么甲状腺癌术后通常需要服用甲状腺素

甲状腺是人体的重要器官，其合成和分泌的甲状腺激素对人体多种基本的生理活动，如生长发育、能量代谢、体温调节等均具有重要作用，若缺乏会导致各系统代谢变慢，严重者可致心肾功能衰竭甚至危及生命。甲状腺癌患者行手术治疗会切除部分甚至全部甲状腺组织，导致人体自身分泌甲状腺激素的能力受到很大影响，通常需要通过补充外源性甲状腺素以满足正常生理需要。

此外，分化型甲状腺癌起源于甲状腺滤泡细胞，其功能受到促甲状腺激素（TSH）的调节，TSH的分泌又受到其下游激素（甲状腺激素）的负反馈抑制。因此，通过术后补充外源性甲状腺素进一步抑制TSH水平在一定程度上可起到防止肿瘤复发的作用。

三、分化型甲状腺癌术后替代治疗目标

医生会给分化型甲状腺癌术后的患者进行TSH抑制治疗，即应用甲状腺激素将TSH抑制在正常低限或低限以下，甚至检测不到的程度，以抑制肿瘤细胞生长。这时就出现了新的问题，TSH长期维持在很低的水平会对身体产生哪些不良影响呢？首先，TSH长期抑制会导致骨密度降低，增加绝经后女性骨质疏松症的发生率，并可能导致骨折风险增加。其次，TSH长期维持在很低的水平时，可能会加重心脏负荷和心肌缺血（尤其是对老年患者而言），引发或加重心律失常（特别是心房颤动），引起心悸、高血压等，影响患者的生活质量。因此，TSH抑制治疗的最佳目标是，既能降低肿瘤复发、转移风险，又能减少其导致的相关不良反应，提高患者生活质量。这一最佳目标值需由专科医生根据患者复发风险、抑制治疗的不良反应风险，结合患者年龄、活动量、合并疾病等情况进行个体化制订，患者药物调整需在专科医生指导下进行。

四、甲状腺髓样癌术后甲状腺素替代治疗目标

甲状腺髓样癌是起源于甲状腺滤泡旁细胞的肿瘤，该肿瘤不受TSH调节，无法通过TSH抑制治疗以抑制肿瘤复发。但由于甲状腺髓样癌的手术方式通常为甲状腺全切，因此，术后仍需规律补充外源性甲状腺素以维持正常甲状

腺激素水平。通常甲状腺髓样癌术后甲状腺激素替代治疗的目标为FT_4位于正常中值，TSH处于正常范围。

五、如何科学服用甲状腺素

我们已经知道了不同类型甲状腺癌术后补充甲状腺素的目标值，此外，甲状腺素的服药方式也很有讲究，正确服药可以达到事半功倍的效果。首先，目前市面上可售的甲状腺素均为左甲状腺素钠（$L\text{-}T_4$），由于生产厂家不同，商品名也不同。每种药物可能有不同剂型（25μg/片、50μg/片、100μg/片），理论上相同剂型的药物内含甲状腺素的剂量是相同的。其次，$L\text{-}T_4$需要长期规律、每天固定时间服药，尽量避免漏服。推荐清晨空腹时用清水送服，若清晨服药存在困难，也可调整至每晚睡前服药。最后，由于许多食物（主要为富含蛋白质类食物）及药物均会影响$L\text{-}T_4$的吸收，服药时间需要与进餐时间适当间隔，推荐早餐前0.5～1小时服用。若为睡前服药，则最好与晚餐间隔2小时。此外，服用$L\text{-}T_4$需与维生素、保健品间隔1小时，与含铁、钙的食物或药物间隔2小时，与奶制品、大豆制品间隔4小时，与降脂药物间隔12小时，以避免影响甲状腺素的吸收。

六、服用甲状腺素期间应该如何监测甲状腺功能

在服用$L\text{-}T_4$期间应该多久复查一次甲状腺功能呢？在替代治疗过程中由于个体化差异，每个人对$L\text{-}T_4$的反应可能存在很大不同，建议在用药初期可每2～4周复查1次甲状腺功能，若有任何不适应及时复查，由专科医生全面评估病情并调整$L\text{-}T_4$用量。待药物调整至相对稳定的剂量、多次复查甲状腺功能均变化不大后，则可适当延长随访间隔至每2～3个月1次。不论是甲状腺癌术后管理或是甲状

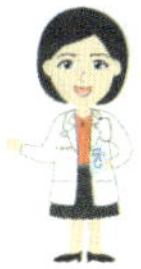

腺素替代治疗均需终身关注，切记不可偷懒、因小失大。

综上所述，甲状腺癌总体恶性程度较低，若能早期诊断、早期手术通常不影响远期寿命，但也要结合不同的病理类型综合判断。对于分化型甲状腺癌，术后补充甲状腺素除生理剂量替代外，还可起到抑制肿瘤复发的作用，所以，如果复查甲状腺功能时看到TSH偏低，并不是药物过量所致，反而是医生“刻意为之”。甲状腺素的补充需要规律、适当、科学，患者养成良好的服药习惯才能收获健康的身体。

（多妍蓓　刘　赫）

参考文献

［1］白耀，连小兰．分化型甲状腺癌患者需要个体化的TSH抑制［J］．中华内分泌代谢杂志，2011，27（6）：451-453．

［2］中华人民共和国国家卫生健康委员会医政医管局．甲状腺癌诊疗指南（2022年版）［J］．中国实用外科杂志，2022，42（12）：1343-1357，1363．

［3］中华医学会内分泌学分会，中华医学会外科学分会甲状腺及代谢外科学组，中国抗癌协会头颈肿瘤专业委员会，等．甲状腺结节和分化型甲状腺癌诊治指南（第二版）［J］．中华内分泌代谢杂志，2023，39（3）：181-226．

［4］MICCOLI P，MATERAZZI G，ROSSI L．Levothyroxine therapy in thyrodectomized patients［J］．Front Endocrinol（Lausanne），2021，11：626268．

09 乏力、困倦、无精打采——可能是“甲减”惹的祸

春天繁花盛开，正是背上行囊欣赏大好风光的时节；然而，有些人却总是感到困倦、乏力，做什么都没有兴趣，常郁郁寡欢，只想躺在家中睡觉。同伴们可能会安慰这是因为“春困”“工作繁忙”等，休息一段时间就好了。其实不然，有一种常见的疾病可能是引起这些症状的罪魁祸首，那便是“甲减”。

一、什么是甲减

甲状腺位于颈前中下方，形似蝴蝶，是人体重要的内分泌器官，通过分泌甲状腺激素进而调节人体新陈代谢。当甲状腺激素分泌不足时，就会导致机体的代谢能力下降，这种疾病称为甲状腺功能减退症，简称甲减。

二、为什么会得甲减

很多患者得病之后，通常会问医生一个问题，那就是，自己为什么会得这种病呢？对于甲减而言，其病因很复杂，以原发性甲减最为多见，约占99%，即甲状腺本身出现问题导致甲状腺合成甲状腺激素不足，最常见的病因是自身免疫反应，其他常见因素还包括甲状腺手术、颈部放疗、甲亢^{131}I治疗等。除原发性甲减外，引起甲减的原因还包括中枢性甲减、甲状腺激素抵抗等，多是由甲状腺的上游器官垂体和下丘脑发生病变引起，也可能是由遗传因素所致，这种情况较为少见。

三、甲减会有哪些临床表现

在成年人中，甲减起病隐匿，进展缓慢，早期症状往往不明显且缺乏特异性，很多人通常是体检时才发现的。典型甲减症状一般在几个月甚至几年后才出现，包括怕冷、乏力、嗜睡、情绪低落、记忆力减退、反应迟钝、脱发、皮肤干燥、水肿、食欲差、便秘、体重增加等，女性还可表现为月经失调，男性也会表现为性欲下降，而在非常严重的情况下，还会累及心脏，导致出现心包积液、心力衰竭。

对于儿童而言，如果甲状腺激素分泌不足，还可引起智力下降、身材矮小、运动发育落后等不良后果。因此，各位家长，当孩子出现上述表现时，一定要警惕“甲减”，及时就医，以免耽误治疗。

四、甲减应该怎么诊断

甲减的症状没有特异性，因此，不能仅依赖症状去诊断甲减。目前主要通过抽血检验甲状腺功能，以明确是否患有甲减。相信此时很多小伙伴就会问，哪些血液指标是检查甲状腺功能呢？主要指标为促甲状腺激素（TSH）和甲状腺激素（T_4和T_3）。如果TSH升高，同时T_4降低，可诊断为“临床甲减”，也就是最常说的“甲减”。如果仅有TSH升高，T_4和T_3在正常范围内，称为“亚临床甲减”，是一种比较轻的甲减类型。如果TSH减低或正常，T_4减低，需考虑中枢性甲减，此时病情比较复杂，需要做进一步的检查。

五、得了甲减应该怎么治疗和监测

1. 甲减为什么需要治疗？要治疗多久

若长期不治疗，患甲减后会增加高血压、高脂血症、冠心病、骨质疏松症、贫血等疾病的发生风险，因此，一经确诊患者就需要开始甲状腺激素替代治疗。即使是较轻的亚临床甲减，若TSH明显升高（一般≥10mIU/L），考虑到其严重后果，也需要接受治疗。甲减一般不能根治，多数患者需终身口服甲状腺激素替代治疗。

2. 甲减的治疗药物是什么？应该怎么吃

目前甲减主要治疗药物是左甲状腺素钠（$L\text{-}T_4$）。医生会根据患者甲状腺功能水平及年龄、体重和心脏功能状态确定$L\text{-}T_4$的起始剂量。一般从小剂量起始，根据病情1～2周逐渐增加剂量，直至达到治疗目标，后续以合适的剂量长期维持。这时很多患者可能会担心，长期用药可能会产生危害。一般来说，$L\text{-}T_4$具有较高的安全性，只要剂量合适，绝大多数患者可以长期耐受。

若想让$L\text{-}T_4$发挥充分的疗效，患者需采取正确的服药方法。$L\text{-}T_4$主要经胃肠道吸收，空腹状态有利于其吸收，因此，目前首选早餐前30～60分钟服药1次，若不便空腹服药，可以选择睡前服用。此外，患者应每日规律服用$L\text{-}T_4$，如果清晨有漏服，可以在当日的任何时候补服。值得注意的是，部分食物和药物可能会影响$L\text{-}T_4$的吸收和代谢，因此，需避免同时服用（表5）。

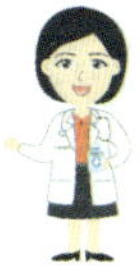

表5 L-T_4应用注意事项

	注意事项
L-T_4	首选早餐前30～60分钟，温水一次性送服
食物	与奶制品、豆类食品间隔4小时
药物	与维生素、保健品间隔1小时 与考来烯胺、降脂药（如考来烯酸、考来替泊等）间隔4小时 与补钙、补铁食物、胃黏膜保护药（如硫糖铝、质子泵抑制剂）间隔2～4小时

3. 甲减治疗后，需要多久复诊一次

补充甲状腺素后，重新建立甲状腺轴的平衡一般需要4～6周。因此，治疗初期，每4～6周需至医院复查甲状腺功能，根据检查结果调整L-T_4剂量，直至达到治疗目标（症状、体征消失，甲状腺功能在正常范围）。治疗达标后，至少每6～12个月复查甲状腺功能。

总体而言，甲减是一种常见的内分泌疾病，当出现“乏力、怕冷、无精打采”等症状时要加以警惕，自己可能患了甲减，需及时到内分泌科就诊，采取规范的治疗。多数情况下，甲减不能被治愈，一定要长期坚持用药，定期到医院进行复诊调整用药，切勿私自停药，否则会造成严重的后果。

（邢宝迪　柴晓峰）

参考文献

[1] 王辰，王建安．内科学［M］．3版．北京：人民卫生出版社，2015．

[2] 中华医学会内分泌学分会．成人甲状腺功能减退症诊治指南［J］．中华内分泌代谢杂志，2017，33（2）：167-180．

[3] SISKIND S M, LEE S Y, PEARCE E N. Investigating hypothyroidism [J]. BMJ, 2021, 373: n993.

[4] MCDERMOTT M T. Hypothyroidism [J]. Ann Intern Med, 2020, 173 (1): ITC1-ITC16.

[5] HOERMANN R, MIDGLEY J E M, LARISCH R, et al. Treatment options for subclinical hypothyroidism [J]. Eur J Endocrinol, 2021, 185 (3): L5-L6.

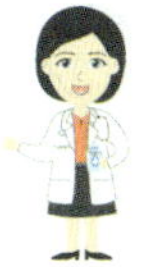

10 甲状腺功能减退症患者该如何科学备孕

母亲为宝宝的付出，早从备孕就开始了。甲状腺功能减退症是一种常见的内分泌疾病，常常困扰着准妈妈们。这里为各位准备和正在怀孕的准妈妈悉心奉上一份小小的礼物，帮助甲状腺功能减退症的准妈妈们科学备孕，一起平安度过孕期。

一、什么是孕期甲状腺功能减退症

甲状腺功能减退症包括临床甲状腺功能减退症（临床甲减）和亚临床甲状腺功能减退症（SCH）。临床甲减的患者有时可能会出现怕冷、乏力、腹胀、便秘、水肿、体重增加、反应迟钝、记忆力减退等表现，而SCH患者通常不会有任何症状。孕期临床甲减的诊断标准是血清促甲状腺激素（TSH）大于孕期参考范围上限或大于4.0mIU/L，且游离甲状腺素（FT_4）小于孕期参考范围下限。孕期SCH是指TSH大于孕期参考范围上限或大于4.0mIU/L，但FT_4水平正常。

二、甲状腺功能减退症对怀孕有影响吗

当然有。甲状腺功能与怀孕关系密切，甲减可能同时危害孕妈妈和宝宝两代人。如果甲减没有得到及时有效纠正，可能会增加不孕的风险。孕期临床甲减可能增加早产、流产、低出生体重儿、死胎等风险。此外，甲状腺激素对胎儿脑发育至关重要（特别是孕1～20周），由于母体的甲状腺激素可以通过胎盘，因此，宝宝的运动能力、语言能

力、注意力等神经智力发育都可能会受到影响。孕期SCH也可能影响胎儿神经智力发育，增加不良妊娠结局发生的风险。

三、准备怀孕，一定要筛查甲状腺功能吗

建议备孕前筛查甲状腺功能。如果条件允许，为了准妈妈和宝宝的健康安全，最好在备孕前或者至少孕8周前筛查血清TSH、FT_4和甲状腺过氧化物酶抗体（TPOAb），做到早发现、早干预、早达标。对于以下高危人群，强烈建议筛查甲状腺功能：①年龄＞30岁。②肥胖。③有流产史、早产史、不孕史或多胎妊娠史。④本人或家人有甲状腺相关疾病病史。⑤甲状腺肿。⑥甲状腺自身抗体阳性。⑦患有自身免疫病或近期使用过特殊药物（如胺碘酮、锂剂、碘造影剂等）。⑧曾在中重度碘缺乏地区居住等。

四、发现甲状腺功能减退症，可以备孕吗

治疗达标后即可备孕。由于孕期临床甲减损害宝宝的神经智力发育，也会增加准妈妈孕期间的风险，因此，准妈妈患临床甲减后必须及时治疗。临床甲减的女性备孕前需要通过口服左甲状腺素钠（$L\text{-}T_4$）使甲状腺激素水平恢复至正常。对于患有SCH的准妈妈，或备孕时发现甲状腺功能正常但TSH＞2.5mIU/L，特别是同时存在TPOAb阳性者，使用$L\text{-}T_4$治疗也能获益。甲减患者备孕的目标之一是将TSH控制在2.5mIU/L以下，达标之后就可以安心备孕了。很多准爸爸、准妈妈可能觉得“是药三分毒”，担心怀孕期间一直服药会危害宝宝健康。其实，这一点无须顾虑，服药只是帮助准妈妈把自身分泌不足的激素补充到正常范围，为准妈妈和宝宝的健康安全保驾护航。但需要注意的

是，由于孕期母体和胎儿对甲状腺激素的需求增加，因此，一旦发现成功怀孕，要及时复查甲状腺功能，在妊娠前半期，建议每2～4周检测1次甲状腺功能，待血清TSH水平稳定后可以每4～6周检测1次，根据检查结果在医生的指导下调整L-T_4的用量。

五、意外怀孕后发现有甲减怎么办

不要慌，没那么可怕。甲减可能会对准妈妈和宝宝带来这么多危害，但如果在怀孕后才发现存在甲减，或已经诊断甲减但甲状腺功能还没完全达标时意外怀孕了，该怎么办呢？正确的方法是，一旦发现，及时就诊，立即治疗，在医生指导下调整药物的剂量，尽早达到上述治疗目标。当患者接受有效治疗后，目前没有证据表明胎儿智力发育会受影响，胎儿也不需要任何额外的监测措施，因此准妈妈不必过于担心。

六、甲减备孕，要多吃含碘食物吗

无须刻意过多食用含碘食物。部分患者可能会想，自己患甲减，怀孕之后是不是最好多吃海带、紫菜呢？严重缺碘的确可以导致甲减，孕期女性碘缺乏也可能增加不良妊娠风险，不利于胎儿神经发育。对于备孕、孕期和哺乳期女性，建议每天保证碘摄入250～500μg。由于我国居民目前已经普遍食用碘盐，因此，孕期女性只要保证碘盐的摄入，并不需要额外补充碘制剂或刻意进食大量含碘食物。

七、甲减与辅助生殖备孕

由于辅助生殖技术中使用的促排卵类激素可能会影响甲状腺激素的水平，因此，在进行辅助生殖的过程中，也建议准妈妈们监测甲状腺功能，根据甲状腺功能及时干预或调整L-T_4剂量。对已经成功受孕的患者，如果检查发现TSH高，应及时进行治疗；如果尚未受孕且TSH仅轻度升高，应该每2～4周监测TSH，因为这部分女性的甲状腺功能还可能恢复到正常水平。需要注意的是，在促排卵类激素使用期间得到的检测结果并不能真实反映甲状腺功能状态，因此，准妈妈们最好在此前或1～2周后检测甲状腺功能。

甲减其实并不可怕，只要及早发现、及时治疗，准妈妈和宝宝的健康安全都能得到有效保障，也希望各位准备和已经怀孕的准妈妈们都能够平安顺利地迎来健康的小宝宝。

（宋硕宁　连小兰）

参考文献

[1] 中华医学会内分泌学分会. 妊娠和产后甲状腺疾病诊治指南（第2版）[J]. 中华内分泌代谢杂志，2019，35（8）：636-665.

[2] ALEXANDER E K，PEARCE E N，BRENT G A，et al. 2017 Guidelines of the American Thyroid Association for the Diagnosis and Management of Thyroid Disease During Pregnancy and the Postpartum [J]. Thyroid，2017，27（3）：315-389.

[3] VULSMA T，GONS M H，DE VIJLDER J J. Maternal-fetal transfer of thyroxine in congenital hypothyroidism due to a total organification defect or thyroid agenesis [J]. N Engl J Med，1989，321（1）：13-16.

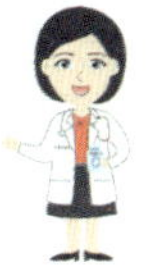

11 桥本甲状腺炎患者该如何科学备孕

众所周知，桥本甲状腺炎是女性常见的内分泌疾病，甲状腺功能与女性妊娠情况息息相关，为此，下面为大家解析桥本甲状腺炎女性患者该如何科学备孕的问题。

一、什么是桥本甲状腺炎

桥本甲状腺炎又名慢性淋巴细胞性甲状腺炎、桥本氏病等，1912年由桥本策（Hakaru Hashimoto）医生首次将患者有甲状腺肿和甲状腺内大量淋巴细胞浸润描述为“淋巴瘤性甲状腺肿”，桥本甲状腺炎因此而得名。

桥本甲状腺炎可分为3个阶段，分别为甲状腺毒症期、甲减期、稳定期。①甲状腺毒症期：由于甲状腺细胞的破坏，导致大量甲状腺素释放入血。在这个阶段患者可以表现出怕热、心悸、手抖、体重下降等典型的甲亢症状。需要注意的是，在甲状腺毒症期需要鉴别患者是由甲亢还是甲状腺炎破坏导致的一过性甲状腺功能增高，这两者情况的不同也直接决定了后续治疗的差异。②甲减期：随着炎症对于甲状腺组织的破坏，后续患者可以逐渐发展出现甲减，常出现怕冷、嗜睡、便秘、体重增加等症状。③稳定期：除甲状腺毒症期和甲减期的患者外，大部分的桥本甲状腺炎患者在稳定期，无明显不适症状，仅存在甲状腺自身抗体的升高。此外，部分桥本甲状腺炎还会导致甲状腺弥漫性肿大，如果甲状腺明显肿大可压迫气管、食管，则会导致呼吸不畅、吞咽困难等症状。

因此，桥本甲状腺炎的治疗根据患者甲状腺功能的不同而有所差异。建议桥本甲状腺炎患者定期监测甲状腺功能，一般建议每半年到一年检查一次甲状腺功能，如果出现怕冷、乏力等甲减症状，则需要提前到医院复查甲状腺功能。如果通过检查明确出现甲减，则必须长期服用药物左甲状腺素钠。

二、为什么抗体会一直升高

桥本甲状腺炎是在遗传易感性的基础上，由于环境因素（如碘摄入过多、应激状态、放射暴露等）诱发的甲状腺自身免疫性炎症。由于患者自身免疫紊乱，桥本甲状腺炎患者血液中可以检测到高水平的甲状腺自身抗体如甲状腺球蛋白抗体（TgAb）、甲状腺过氧化物酶抗体（TPOAb）等。

桥本甲状腺炎抗体的产生机制十分复杂，简而言之是由于某种原因导致甲状腺细胞破坏，同时由于体内的抗原抗体反应，最终诱发TgAb和TPOAb产生。几乎所有桥本甲状腺炎患者都有上述两种抗体的产生，甚至其他甲状腺疾病或一部分正常人群也可能有上述抗体的升高。然而，抗体的产生及水平变化并不能反映桥本甲状腺炎的疾病活动程度，同样抗体的升高并不代表桥本甲状腺炎未被控制。

三、备孕期间要注意甲状腺功能的哪些变化

如果患有桥本甲状腺炎的女性患者有备孕计划，在备孕期间建议定期监测甲状腺功能和抗体水平。如果患者仍处于甲亢期，存在明显甲亢症状，则怀孕期间风险较大，建议患者积极治疗，待甲功自行恢复或经药物治疗甲状腺功能恢复正常后再行考虑备孕。

对于已经存在甲减的桥本甲状腺炎患者，由于怀孕期

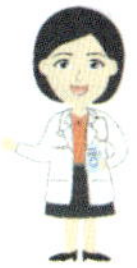

间甲减对于宝宝神经系统发育有一定不利影响，因此，需要在备孕前将促甲状腺激素（TSH）控制在2.5mIU/L以下再开始备孕。

四、怀孕期间有哪些注意事项

部分患者误认为桥本甲状腺炎患者出现甲减就需要补碘。其实，如果患者摄入的碘量特别大，会加重甲状腺免疫紊乱从而加重桥本甲状腺炎，加速甲减的出现，因此，建议桥本甲状腺炎患者避免高碘饮食。另外，女性桥本甲状腺炎患者在怀孕和产后哺乳时非但不应该选择低碘饮食，相反，还需要适当补碘，因为母体需要摄取额外的碘来供宝宝发育所需。

对于桥本甲状腺炎患者而言，在怀孕期间由于甲状腺功能也会动态变化，因此，建议每个月监测一次甲状腺功能变化，根据每个月甲状腺功能5项的结果调整后续治疗。

如果处于甲状腺毒症期，且甲亢症状较为严重，患者可以在专业临床医生指导下通过应用丙硫氧嘧啶使患者甲状腺功能处于正常范围并改善患者甲亢症状；如果患者处于甲减期，怀孕时可以通过服用左甲状腺素钠来维持甲状腺功能的正常。

简言之，无论怀孕前患者甲状腺功能处于哪个阶段，在怀孕期间都要注意密切复查监测甲状腺功能变化情况，以便能根据甲状腺功能变化及时调整药量，保证怀孕期间安全。

需要注意的是，桥本甲状腺炎患者在怀孕后还需要定期复查甲状腺功能，调整甲减药物剂量以维持TSH在孕期目标范围内，避免甲减的出现，减少对宝宝和孕妈妈的不良影响。

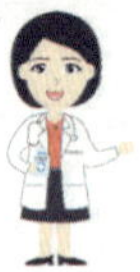

五、孩子出生以后还需要担心哪些问题

1. 桥本甲状腺炎有家族易感倾向，并不一定会直接遗传给孩子

流行病学研究表明，桥本甲状腺炎具有遗传性和家族聚集倾向，表现为甲状腺自身抗体的家族聚集。但是，就目前而言，桥本甲状腺炎的基因和遗传类型尚未完全清楚，如果母亲有较高水平TgAb和TPOAb，孩子有更高遗传易感性，但是，发病与否主要和环境因素有关。因此，如果患桥本甲状腺炎，不必担心孩子也会一定患病。

2. 桥本甲状腺炎会影响孩子的智力发育吗

其实，桥本甲状腺炎本身并不会影响胎儿的智力发育，但是，由于桥本甲状腺炎是导致甲状腺功能减退最常见的原因。然而，孕期不论临床甲减还是亚临床甲减，由于胎儿缺乏母体供应充足的甲状腺素，可能对胎儿发育造成不良影响。孕期母体甲状腺素不足可能使胎儿宫内窘迫、胎儿生长迟缓、低体重儿、胎儿畸形、围产期病死率升高等不良后果发病率升高，并可影响胎儿神经系统发育，使后代智力水平低下。因此，患者怀孕期间一定要定期检查甲状腺功能，及时调整药物剂量，保障胎儿甲状腺素的供给。

3. 孩子出生后要注意监测甲状腺功能变化情况

由于母亲体内存在高滴度的TgAb和TPOAb，在怀孕过程中可能对于胎儿产生一定影响，因此，推荐在孩子出生后应注意监测其甲状腺功能变化情况。国家卫生健康委员会要求新生儿应在出生后72小时至7天进行甲减筛查。当然，如果产妇存在桥本甲状腺炎病史，还需要在胎儿出生10～14天进行甲状腺功能全项的筛查，如果存在异常也需要积极到儿科就诊以便指导后续的药物治疗。

规律监测甲状腺功能，注意饮食并放松心情，患桥本甲状腺炎的准妈妈同样可以孕育一个健康的宝宝。

（杜函泽　连小兰）

参考文献

［1］《孕产期甲状腺疾病防治管理指南》编撰委员会，中华医学会内分泌学分会，中华预防医学会妇女保健分会. 孕产期甲状腺疾病防治管理指南［J］. 中华内分泌代谢杂志，2022，38（7）：539-551.

［2］《妊娠和产后甲状腺疾病诊治指南》（第2版）编撰委员会，中华医学会内分泌学分会，中华医学会围产医学分会. 妊娠和产后甲状腺疾病诊治指南（第2版）［J］. 中华内分泌代谢杂志，2019，35（8）：636-665.

［3］邓茗予，钟晓翠，蒋维贞，等. 妊娠期慢性淋巴细胞性甲状腺炎与妊娠结局的临床分析［J］. 重庆医科大学学报，2021，46（4）：411-416.

［4］DU H，WU D，ZHOU X，et al. Preconception TSH and adverse pregnancy outcomes in china：a nationwide prospective cohort study［J］. J Clin Endocrinol Metab，2022，107（7）：e2770-e2776.

肾上腺篇

12 肾上腺皮质功能减退的患者发生急性病毒性感染怎么办

秋冬季节，气温逐渐下降，空气湿度减少，由于人体呼吸道黏膜受到寒冷空气的刺激，防御能力下降，加之室内活动增多，空气流通不畅，使得病毒和细菌更容易传播。因此，秋冬季节是呼吸道感染的高发期，如流感病毒、呼吸道合胞病毒、鼻病毒、副流感病毒、新型冠状病毒等。面对急性病毒性感染，肾上腺皮质功能减退的患者该怎么办？希望以下的介绍有助于守护患者的安全和健康。

一、哪些人可能存在肾上腺皮质功能减退

无论是垂体疾病还是肾上腺疾病，都可能导致肾上腺皮质功能异常，如果您符合以下情况之一，说明您已经存在肾上腺皮质功能减退或属于潜在高风险人群。

（1）既往曾诊断过以下疾病：①垂体疾病。垂体瘤、颅咽管瘤、垂体炎、垂体功能减退、中枢性尿崩症、垂体柄增粗、鞍区生殖细胞肿瘤、鞍区手术或放疗病史、产后大出血等。②肾上腺疾病。先天性肾上腺皮质增生症，艾迪生病如先天性肾上腺功能减退症、肾上腺结核、自身免疫性肾上腺炎等。

（2）正在口服糖皮质激素：包括氢化可的松、泼尼松、泼尼松龙、地塞米松、甲泼尼龙等。

（3）有不明原因的乏力、食欲缺乏、恶心、呕吐、皮肤变黑、血压偏低（＜90/60mmHg，或比基础血压下降20mmHg以上）、空腹血糖偏低（＜4mmol/L）、不明原因的发热、躯体疼痛、意识障碍，特别是有相关病史的患者。

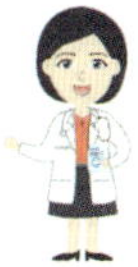

二、肾上腺皮质功能减退的患者发生急性病毒性感染与普通人群有何异同

1. 病毒性感染相关的症状和普通人群相似

常见症状表现与普通人群相似，如咽干、咽痛、咳嗽、流鼻涕、浑身酸痛、乏力、畏寒、发热，部分患者可出现腹泻、嗅觉减退、味觉减退等。病毒感染期间，建议发热门诊、呼吸科等专科就诊，在专科医生的指导下进行规范的抗病毒、退热、止咳、止泻等治疗。

2. 可能合并肾上腺皮质功能减退加重或危象的相关表现

如严重食欲减退、恶心、呕吐；无法解释的腹部、肢体、背部严重疼痛；严重疲乏、无力；直立性头晕、低血压、低血糖；意识障碍，如胡言乱语、淡漠、嗜睡、昏迷。为预防上述危急情况，应注意遵循“病期规则”，及时调整糖皮质激素用量。

三、如何自行调整糖皮质激素用量

对于伴随发热、腹泻、明显乏力、食欲减退等症状的急性病毒性感染患者，建议将糖皮质激素加量至原剂量的2～4倍。例如，您原先服用氢化可的松或泼尼松每次半片，1天2次，当出现上述不适时，可临时加量至每次1～1.5片，1天2次，待体温正常、症状好转，恢复至原剂量。

如您正在同时服用其他激素替代，如氟氢可的松、左甲状腺素钠、醋酸去氨加压素，在病毒感染期间上述药物不必加量。特别的，如感染相关腹泻症状突出，同时您正在服用醋酸去氨加压素，建议适当增加饮水，并建议前往医院测定血钠，根据医生指导调整醋酸去氨加压素剂量。

四、激素购药困难怎么办

部分地区购买氢化可的松困难，如您正在服用该药，建议提前预备富余药量，如实在面临断药，请立即至当地医院或者药房购买醋酸泼尼松或者醋酸泼尼松龙，服用片数相同，即原先服用氢化可的松每次半片，1天3次，如断药，可临时换用泼尼松或者泼尼松龙每次半片，1天3次。同时尽快购买氢化可的松，药品买到后及时换回氢化可的松（图9）。

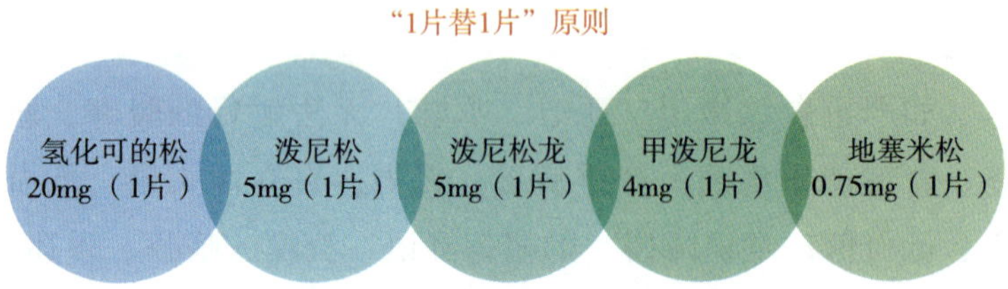
“1片替1片”原则
氢化可的松
20mg（1片）
泼尼松
5mg（1片）
泼尼松龙
5mg（1片）
甲泼尼龙
4mg（1片）
地塞米松
0.75mg（1片）

图9　不同类型糖皮质激素的替换原则

五、什么时候需紧急就医

如果您出现下述情况之一，提示感染加重或出现肾上腺危象可能，建议马上到医院就诊！不要犹豫，马上就医！最好叫救护车转运，或家人佩戴好N95口罩，自驾前往。就医时第一时间告知医生您存在肾上腺皮质功能减退病史和目前服用药物及剂量。

（1）因消化道症状无法口服用药。

（2）经药物治疗后体温仍持续高于38.5℃，超过3天。

（3）呼吸困难、气促、憋气。

（4）严重食欲减退、严重恶心、呕吐、频繁腹泻。

（5）疲乏严重。

（6）晕厥、低血压（＜90/60mmHg，或比基础血压下降20mmHg以上）。

（7）精神萎靡、反应迟钝、胡言乱语、淡漠、嗜睡、昏迷。

（8）症状较重，无法判断自己的病情时。

五、预防肾上腺危象，您还需知道什么

家中常备充足的药物，切不可擅自停用激素。建议每位诊断为肾上腺皮质功能减退的患者均随身携带“激素急救卡”或者记录以下信息的卡片（图10）。

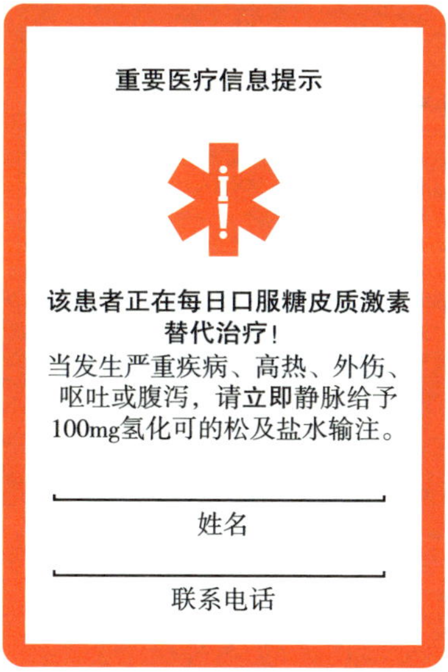

图10　激素急救卡

（周　翔　卢　琳　朱惠娟）

参考文献

［1］Yedinak C，Ross I L. Significant risk of COVID-19 and related-hospitalization among patients with adrenal insufficiency：a large multinational survey［J］. Front Endocrinol（Lausanne），2022，13：1042119.

［2］R. Louise Rushworth，David J. Torpy，Henrik Falhammar. Adrenal crisis［J］. N Engl J Med，2019，381（9）：852-861.

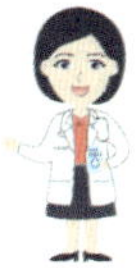

13 高血压、低钾血症要考虑哪些内分泌疾病

曹爷爷是一位有20多年病史的高血压患者，之前因为工作繁忙一直没有规律服药。今年曹爷爷退休了，在儿女的建议下到医院进行了细致的体检，结果发现除高血压外，曹爷爷的血钾也偏低，医生建议曹爷爷去内分泌科做进一步检查。此时曹爷爷就迷惑了，他的高血压、低血钾与内分泌疾病有怎样的关系呢？

小知识：什么是高血压和低钾血症？

高血压：在未使用降压药物的情况下，诊室收缩压（SBP）≥140mmHg和/或舒张压（DBP）≥90mmHg。——《中国高血压防治指南（2024年修订版）》

低钾血症：血钾＜3.5mmol/L，患者可表现为肌肉无力、疲劳、抽搐，以及多尿、夜尿增加，严重的甚至可能出现心律失常、横纹肌溶解等症状。部分患者也可没有症状。

一、高血压、低钾血症——一件事还是两件事

高血压和低钾血症，有可能作为两种疾病独立存在，也有可能是同一种病因的两种不同表现。

前者即原发性高血压合并低钾血症，发生低钾血症的原因可能包括摄入不足、呕吐或腹泻等导致钾离子丢失增多，以及服用排钾利尿剂（如呋塞米、布美他尼、氢氯噻嗪等）、甘草制剂、棉籽油等。

后者则包括我们今天谈论的重点——原发性醛固酮增多症（简称原醛症）。原醛症是最常见的导致高血压、低钾血

症的病因，在高血压人群中的患病率为5%～10%。

二、最常见的罪魁祸首——原醛症

原醛症是由肾上腺皮质腺瘤、肾上腺皮质增生等因素引起醛固酮分泌增多而导致的疾病。

醛固酮是一种由肾上腺皮质分泌的激素。在生理情况下，醛固酮受肾素-血管紧张素系统（RAS）的调节，促进钾离子排出体外的同时减少水分子及钠离子的排出（保钠排钾），维持机体的水电解质平衡。而当原醛症发生时，肾上腺皮质不受RAS的调节，自主分泌过多的醛固酮，导致过量的钾离子经过尿液丢失，引起低钾血症。同时，患者体内水钠潴留导致血容量增加，出现高血压。此外，醛固酮过多也会增加发生心肌肥厚、心力衰竭和肾功能受损的风险。由此可见，早期筛查、及时诊断并治疗原醛症十分重要。

那么，哪些患者需要进行原醛症的筛查呢？目前国内共识推荐对以下人群进行原醛症的筛查：①持续性高血压（＞150/100mmHg）者，使用3种常规降压药（包括利尿剂）无法控制血压（＞140/90mmHg）的患者，或使用≥4种降压药才能控制血压（＜140/90mmHg）的患者，以及新诊断的高血压患者。②高血压合并自发性或利尿剂所致的低钾血症的患者。③高血压合并肾上腺意外瘤的患者。④早发性高血压家族史或早发（＜40岁）脑血管意外家族史的高血压患者。⑤原醛症患者中存在高血压的一级亲属。

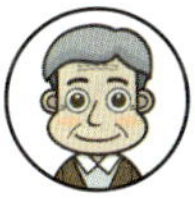

曹爷爷：大夫，听您讲了这么多，我算是明白了，像我这样的病人要小心是不是患上了原醛症。那么，我需要去医院做哪些筛查呢？

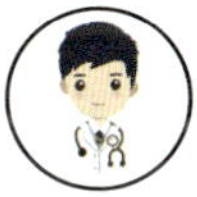

医生：原醛症的筛查首选测定醛固酮/肾素，测定前需要尽量将血钾控制在正常范围，并停用可能影响测定结果的药物。如果血压控制不佳，可以考虑服用α_1受体阻滞剂（×唑嗪）或非二氢吡啶类钙通道阻滞剂（×地平）控制血压，采血当天需保持非卧位状态（坐位、站立、行走均可）至少2小时后采血。如果筛查试验提示高醛固酮、低肾素，则还需要进行确诊试验明确诊断。

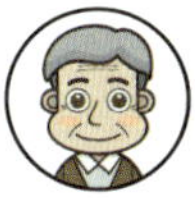

曹爷爷：没想到这些检查还有这么多讲究！我做完这些检查之后要是确诊了原醛症，能治得好吗？

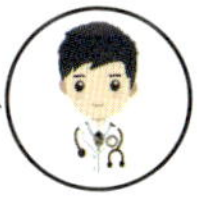

医生：确诊原醛症之后，还需要进一步进行肾上腺CT、核素显像或肾上腺静脉取血明确分型。对于某些类型的原醛症可以通过手术达到完全治愈或部分缓解；如果是不适合手术的类型，则需要通过螺内酯等药物进行治疗。

三、其他导致高血压、低钾血症的内分泌疾病

除原醛症外，库欣综合征也可导致高血压合并低钾血症。库欣综合征是由多种因素引起的糖皮质激素水平升高而引发的临床症候群，糖皮质激素同样具有排钾及促进水钠潴留的作用，进而导致高血压和低钾血症。此外，库欣综合征还可表现为满月脸、水牛背、腹型肥胖、痤疮等。

此外，某些类型的先天性肾上腺皮质增生症、Liddle综合征等遗传性疾病也可导致高血压、低钾血症。其他少见疾病如分泌肾素的肿瘤、肾动脉狭窄等也可以引起继发性醛固酮增多症并导致高血压、低钾血症的发生。

（李天翊　童安莉）

参考文献

[1] 中华医学会内分泌学分会肾上腺学组. 原发性醛固酮增多症诊断治疗的专家共识[J]. 中华内分泌代谢杂志，2016，32（3）：188-195.

[2] 葛均波，徐永健. 内科学[M]. 8版. 北京：人民卫生出版社，2018.

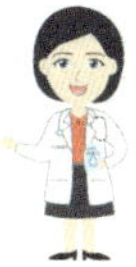

14 脸圆、腹型肥胖者需考虑什么疾病

小王最近因为身材原因出现了很大的苦恼，同事们一个个都脸庞清瘦、纤细苗条，而自己的脸蛋和肚子却越来越圆滚滚，怎么节食减肥都没用，并且大腿根部附近的皮肤还出现了和以前长胖时颜色不一样的紫色纹，但是胳膊和两腿却不见增粗。直到小王和久未谋面的医学生朋友小李一起吃饭，小李才提示她，你看着不像是普通的肥胖，可能是得了库欣综合征，赶紧去医院挂内分泌科的号看看吧！

小王听了小李的话更加疑惑，他说，你别老说这种我听不懂的医学名词，快给我讲讲什么是库欣综合征啊！

一、什么是库欣综合征

小李：好的，那我先来给你扫扫盲，告诉你什么是库欣综合征。库欣综合征，也叫柯兴综合征、皮质醇增多症，是由于长时间接触激素皮质醇，或是体内分泌皮质醇过多而引起的一组综合征，其中就包括脸圆、肚子大，但四肢却很细这样的表现，所以我才会建议你赶紧去医院查查看。

小王：这种病为什么叫“库欣”呢？它是谁的名字吗？

小李：是的，这种疾病是在1932年由一位著名的神经外科学家Harvey Cushing最先提出的，因此用他的名字来命名。

二、库欣综合征的病因

小王：你刚刚说除了长时间接触皮质醇，还可能是它分泌过多，那是什么原因会引起它分泌过多呢？

小李：很多原因都可导致肾上腺皮质分泌过多皮质醇。其中15% ～ 20%由肾上腺肿瘤引起，另外60% ～ 70%则是由肾上腺的“司令官”垂体引起的，垂体如果长了腺瘤可分泌过量的促肾上腺皮质激素（ACTH）刺激肾上腺皮质分泌过多皮质醇。还有15%是由于其他部位长了肿瘤并分泌ACTH作用在肾上腺皮质导致，也称为异位ACTH综合征。

三、库欣综合征的临床症状

小王：明白了。你之前说我患库欣综合征，那除了脸圆、肚子大、四肢细，还从哪里判断出来的呀？我以为我只是胖了呢。

小李：当然了，判断是否患库欣综合征“胖”只是一方面，而且这个胖也比较特殊，除脸变圆、变红——也叫多血质面容外，由于过多的皮质醇会导致全身脂肪重新分布，出现躯干部分脂肪增加，而四肢脂肪减少，医学上叫腹型肥胖。此外，还会由于皮肤变薄，血管变脆，磕碰则易出现瘀青，以及皮肤弹性纤维断裂而出现紫纹，这个在下腹部及大腿根部比较常见。同时，身上还容易长痤疮（图11）。

小王：你说的这些都是体型和皮肤上的表现，还有什么其他的症状吗？

小李：当然有啦，因为皮质醇分泌过多会对全身各个器官系统都有影响，代谢方面可以引起血压和血糖升高、骨质疏松症等；会降低人体免疫功能，易出现各种感染，

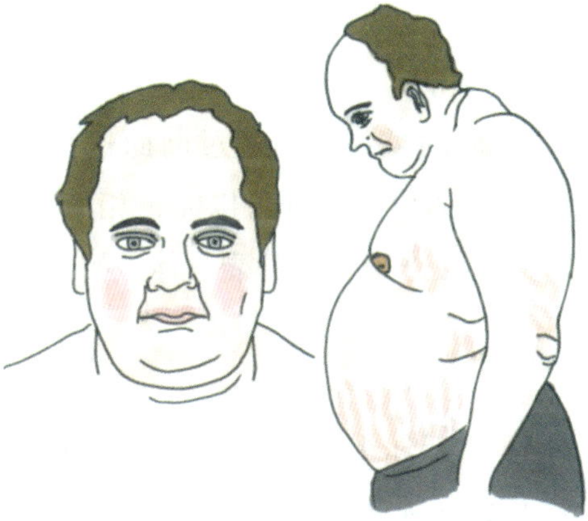

图11　库欣综合征的典型表现：多血质面容、腹型肥胖、紫纹

图片来源：waptuji.39.net.

还会使伤口不易愈合；甚至对精神心理也有影响，会出现抑郁或者易激动；女性还可能会出现月经紊乱，男性出现性欲降低等症状，不过不是所有人都会出现全部症状。

四、库欣综合征的诊断

小王：谢谢你给我解释了这么多，但我还是有很多疑惑，这些症状其他疾病是不是也会出现呢？或者仅仅通过我出现脸圆、腹型肥胖就诊断我是库欣综合征了吗？

小李：当然不是啦，单纯性肥胖、长期酗酒的人也可以出现类似表现，所以还需要进行一系列检查。皮质醇本身是维持人体运转的激素之一，它的分泌是遵循一定节律的，一般在0：00大家都进入睡眠状态时为皮质醇分泌低谷，早上8：00大家开始工作学习时是分泌高峰，在分泌低谷与分泌高峰时测定皮质醇，如果0：00分泌明显升高且与8：00没有明显节律变化就需要考虑皮质醇分泌增多。此外，24小时尿游离皮质醇的检查也是可以初步判断全天皮质醇是否分泌增加。诊断考虑为库欣综合征后，还要通过小剂量地塞米松抑制试验来进一步确证，这个检查相对复杂，医生会教你怎么做的。此外，还要对ACTH进行测定，协助鉴别库欣综合征的类型。当通过前面这些检查初步推断出分泌皮质醇肿瘤的位置，则可以完善相应部位的CT和磁共振成像（MRI）检查来确定肿瘤具体位置。

五、库欣综合征的治疗

小王：刚才总听你提到肿瘤，我有些害怕，引起库欣综合征的肿瘤是恶性肿瘤吗？要怎么治疗呀？

小李：你不用太紧张啦，大部分的库欣综合征都是良性肿瘤引起的，完整切除肿瘤就可以治愈。如果手术切除不干净或无法做手术还可以选择药物治疗和放疗，具体治疗方式的选择还是要根据每个人的情况来决定。但刚才提到的引起异位ACTH综合征的部分肿瘤及极少数的肾上腺或垂体肿瘤可以为恶性，进展会比较迅速，明确诊断后要尽快治疗。

小王：明白啦！真的是太感谢你了！我马上就去挂内分泌科的号看看。

（武凌鸽　赵宇星）

参考文献

［1］VALASSI E，BILLER B M K，KLIBANSKI A，et al. The diagnosis and treatment of Cushing's syndrome：a translational and clinical research update［J］. Endocr Rev，2015，36（4）：385-486.

［2］NIEMAN L K. Cushing's syndrome：update on signs，symptoms and biochemical screening［J］. Eur J Endocrinol，2015，173（4）：M33-M38.

［3］NIEMAN L K，BILLER B M，FINDLING J W，et al. The diagnosis of Cushing's syndrome: an Endocrine Society Clinical Practice Guideline [J]. J Clin Endocrinol Metab, 2008, 93 (5): 1526-1540.

[4] RITZEL K, BEUSCHLEIN F, MICKISCH A, et al. Surgery and radiation therapy in Cushing's disease [J]. Pituitary, 2015, 18 (2): 201-211.

15 发现血钠低了，该怎么办

您是否有遇到这种情况？经常存在乏力、恶心等不适，去医院检查发现血钠低，医生告诉您患了低钠血症，建议您进一步检查。这时您可能会非常担心，到底什么是低钠血症？是什么原因引起的？是否严重？应该去哪个科室就诊呢？下面我们来一一解答您的疑问。

一、什么是低钠血症

钠离子是机体细胞外液中最多的阳离子，水钠平衡对维持正常细胞生理功能、细胞外液容量、血浆渗透压、神经-肌肉兴奋性等有重要意义，是机体维持正常生命活动的基础。临床中通过测定血清钠浓度监测是否存在水钠平衡紊乱。正常血清钠离子浓度维持在135～145mmol/L，当血清钠离子浓度低于135mmol/L时称为低钠血症，是临床中最常见的电解质紊乱之一。

二、低钠血症的临床表现

低钠血症的临床表现主要取决于血钠下降的程度及速度。轻度低钠血症（＞130mmol/L）的患者多无临床表现，中度低钠血症（125～129mmol/L）患者可存在乏力、食欲减退、恶心、呕吐、肌无力等不适。重度低钠血症（＜125mmo/L）患者由于细胞外液渗透压下降，水由细胞外进入细胞内，导致细胞水肿，特别是脑细胞水肿，可出现头痛、健忘、嗜睡、癫痫、意识模糊、昏迷等中枢神经系统表现，若脑水肿进一步加重，可出现脑疝、呼吸衰

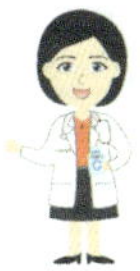

竭，甚至死亡等危重后果。多数低钠血症患者隐匿起病，病程长，多已经适应低钠血症，即使重度低钠血症，也可无明显临床表现。对于低钠血症患者，特别是中、重度低钠血症，需要引起高度重视，尽快明确引起低钠血症背后的元凶。

三、哪些疾病可引起低钠血症？该去哪个科室就诊

首先，部分药物可导致低钠血症，包括氢氯噻嗪、呋塞米等利尿剂，卡马西平、氟西汀、氟哌啶醇等精神类用药，环磷酰胺、甲氨蝶呤、长春新碱、顺铂等化疗药物，以及胺碘酮、溴隐亭、环丙沙星、镇痛药等其他药物均可引起低钠血症。若您近期服用上述药物，建议您就诊相关科室与专科医生商量是否需要调整用药。

若您没有服用上述药物，且通过增加食盐摄入后还有较顽固的低钠血症，您需要警惕抗利尿激素分泌失调综合征（SIADH），该病是最常见的引起顽固性低钠血症的原因。SIADH的病因是体内抗利尿激素过度分泌或活性增加。抗利尿激素的作用之一是促进肾脏重吸收水，可视为机体的“保水”激素，“保水”激素过多，机体水排泄障碍引起水潴留、尿钠增多，最终引起稀释性低钠血症。能引起“保水”激素过多分泌的原因很多，主要包括：①恶性肿瘤，小细胞肺癌最常见，其次为胸腺瘤，此外消化系统、泌尿系统、血液系统相关的恶性肿瘤均可引起SIADH。②肺部感染、肺结核、呼吸衰竭等肺部疾病可引起SIADH，肺部疾病多同时伴随咳嗽、咳痰、发热、呼吸困难等不适，容易识别。③颅脑外伤、脑血管病、颅内感染、颅脑肿瘤等中枢神经系统疾病可引起SIADH。您需要仔细回忆近期

有无颅脑外伤，有无头痛、头晕、癫痫等神经系统异常表现，必要时可完善颅脑MRI排查有无中枢神经系统疾病。SIADH治疗包括限水（每日饮水限制在1000ml以内）、口服盐胶囊、口服托伐普坦以纠正血钠浓度。此外，最重要的是寻找病因、纠正病因。

需要与SIADH区分的疾病是脑性耗盐综合征，该病是因为颅内病变诱发肾脏丢钠从而导致低钠血症。不同于SIADH的“水排泄障碍”，其本质是血容量不足的情况下肾脏继续丢失钠。临床以低钠、脱水和血容量不足为主要表现。常见的引起脑性耗盐综合征的颅内病变包括蛛网膜下腔出血、出血性脑卒中、头部外伤、神经外科手术等。治疗与SIADH截然不同，脑性耗盐综合征需要补液提高容量。

此外，引起低钠血症的原因还包括：①严重高脂血症、高蛋白血症影响了血钠测定，高血糖、甘露醇等具有渗透活性物质影响了水、钠分布。检测血脂、蛋白、血糖及相关药物的应用史可鉴别上述原因。②其他内分泌疾病，如甲状腺功能减退症、肾上腺皮质功能减退症等，上述疾病多伴随乏力、食欲减退、恶心、淡漠、记忆力下降等不适，如果是原发性肾上腺皮质功能减退症还可伴随有明显的皮肤色素沉着、体重下降等。通过甲状腺功能检测及肾上腺皮质功能检测可明确诊断。③内科疾病如肝硬化、心力衰竭、肾脏疾病，上述疾病出现低钠血症时多处于晚期或病情严重，容易识别。④精神性多饮，多有精神因素的诱因，中年女性及精神疾病患者中多见，表现为烦渴、多饮、多尿（每日尿量大于3L）。记录每日饮水量及尿量可为诊断提供线索。⑤剧烈呕吐、腹泻亦可引起低钠血症，但往往伴有低钾血症。

低钠血症往往是其他疾病引起的症状之一，治疗上最重要的是寻找病因、纠正病因，若您不清楚应该就诊于哪个科室，建议您先去内分泌科就诊，在评估病情后再转诊至相关专业科室。

四、低钠血症该如何治疗

低钠血症的治疗包括对症补钠治疗（盐胶囊口服或静脉补钠）、限水/补液（不同的病因治疗方案不同）及纠正原发病。需要注意的是，补钠治疗不能急于求成，以避免血钠升高太快细胞外液渗透压快速升高引起大脑脱髓鞘病变，表现为低钠血症快速纠正数天后出现行为异常、共济失调、意识障碍等，严重者可导致死亡。低钠血症治疗的关键是寻找背后的潜在病因，去除病因缓解病情。

五、低钠血症的预后如何

低钠血症的预后取决于病因。部分患者可通过治疗原发病而痊愈，如药物、肺部感染、脑外伤、甲减、肾上腺皮质功能减退症等。对于由恶性肿瘤引起者，需要相关科室积极治疗。

（崔云英　卢　琳）

参考文献

[1] 史轶蘩. 协和内分泌和代谢学 [M]. 北京：科学出版社，1999.
[2]《老年患者低钠血症的诊治中国专家建议》写作组. 老年患者低钠血症的诊治中国专家建议 [J]. 中华老年医学杂志，2016，35：795-834.
[3] MENTRASTI G，SCORTICHINI L，TORNIAI M，et al. Syndrome of inappropriate antidiuretic hormone secretion（SIADH）:

optimal management [J]. Ther Clin Risk Manag, 2020, 16: 663-672.
[4] OH H, SEO W. An integrative review of cerebral salt wasting syndrome [J]. J Neurosci Nurs, 2020, 52: 289-294.

16 走近肾上腺类固醇激素神奇的质谱测定法

张先生近期在单位体检中意外发现左侧肾上腺长了一个直径2cm的结节，他来到医院就诊，想着要查清病因，听说要查肾上腺激素，但医生给他开了一张化验单，写着类固醇激素全套，这和肾上腺有啥关系？张先生十分不解，也看不懂类固醇激素是什么。医生看到张先生不解的神情，详细为张先生解释了一番。相信大家可能有很多关于肾上腺类固醇激素检测的疑问，下面就给大家介绍下肾上腺类固醇激素吧！

一、什么是肾上腺类固醇激素

肾上腺类固醇激素指肾上腺皮质激素，共有20多种（图12），其中最重要的是皮质醇、醛固酮和性激素，它们在调节人体血压、血糖、电解质平衡和生长发育过程中发挥至关重要的作用，也是各种肾上腺疾病的重要诊断指标。传统的肾上腺类固醇激素测定方法为免疫测定法，每管血样仅能测定1～2种激素，不仅工序烦琐，且如果要全面检测肾上腺类固醇激素，对采血量要求较大。而液相色谱串联质谱（LC-MS/MS，下文简称质谱法）的出现对类固醇激素的检测具有里程碑式的意义，应用质谱法可以实现一管血样同时检测20多种激素的目的，大大节省了采血量，也更加精准。接下来我们将探讨质谱法分析的原理、在诊断肾上腺疾病中的应用、相对于传统方法的优势，以及解读通过该技术测定激素水平时需要考虑的因素。

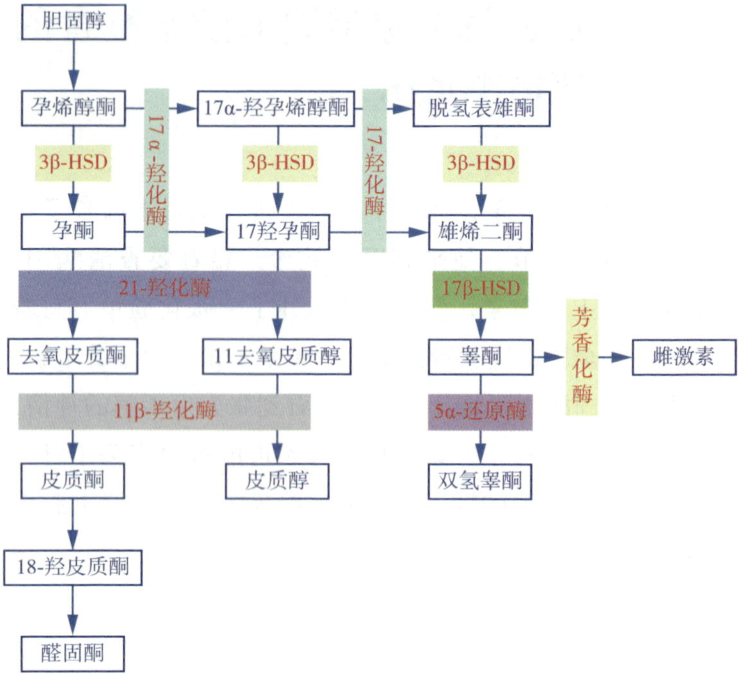

图12 肾上腺类固醇激素合成示意

二、传统检测方法的不足

常用的传统肾上腺类固醇激素检测方法为免疫分析法，而从20世纪50年代开始，放射免疫分析法被广泛使用，之后又逐渐出现酶联免疫吸附分析法（ELISA）和化学发光免疫分析法（CLIA）。无论哪一种免疫分析法均存在以下缺点。

1. 所需样本量高

正常人体液样本中的大部分类固醇激素水平极低，一般在ng/ml甚至pg/ml的水平。这就导致在检测时需要对较大量的样品进行富集和纯化，即便如此也会存在检测不出的风险。

2. 特异度低

类固醇激素种类繁多，结构相似，常因发生交叉反应而干扰激素的测定，从而使得检测结果出现明显误差，造成假阳性结果。

3. 通量低

每次检测只能测定一种激素的水平，无法同时对多种激素进行定性和定量分析，因此，常规免疫分析法不能满足需要同时检测多种激素水平然后方可进行分类的疾病诊断的需求，如肾上腺疾病。

三、什么是质谱法

质谱法（图13）是一种基于离子质荷比进行分析的灵敏度和特异度更高的技术，其检测原理基于待测物分子量和本身的化学结构，具有较高的灵敏度和特异度，能够同时对多种物质进行定量定性，已经成为痕量物质检测的金标准。随着离子源和质量分析器技术的不断发展，质谱检测的灵敏度和准确性也在不断升级。这使其成为诊断库欣综合征、原发醛固酮增多症和先天性肾上腺皮质增生症等疾病的宝贵工具。

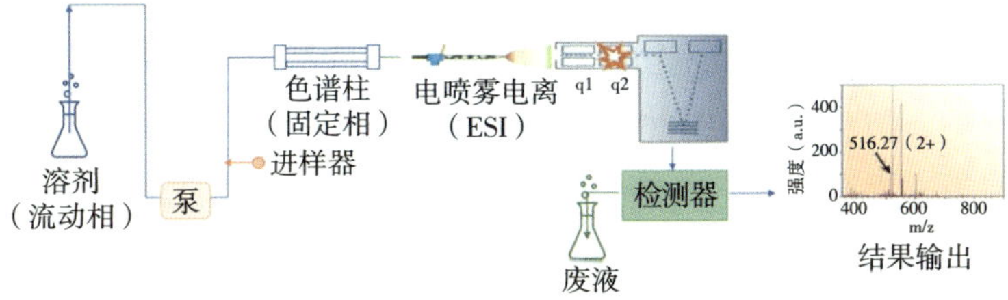

图13　质谱法（高效液相串联质谱法）流程

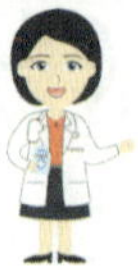

四、质谱法的优点

1. 高灵敏度

质谱法可以准确检测和定量极低浓度的肾上腺类固醇激素，对检测微量激素或表现出昼间波动的激素尤其重要。对于样本量的需求也较之前的传统方法大大减少。

2. 高特异度

质谱法的前处理不但可以完全去除激素结合蛋白，还可以去除杂质干扰，直接检测类固醇激素本身离子对，确保干扰物质不会影响激素检测的准确性，从而获得更可靠的诊断结果。

3. 高通量

质谱法可以在一次分析中同时定量多种肾上腺类固醇激素，从而更全面地了解患者激素的动态平衡状态，有利于疾病的诊断。

4. 方法开发的灵活性

随着内分泌学领域的发展，可以调整和优化质谱方法来检测新的肾上腺类固醇激素。这种灵活性使研究人员和临床医生能够及时了解肾上腺激素调节方面的新兴知识和进展。

5. 最小化基质效应

基质效应是指生物样品对激素检测的准确性和精密度的影响。与免疫测定法相比，质谱法受基质效应的影响较小，因为它直接检测感兴趣的分析物，而不依赖抗体或激素缀合物，这减少了潜在的偏差并提高了激素检测的可靠性。

五、解读质谱法类固醇激素测定结果的注意事项

相较于传统免疫测定法，质谱法显然具有更多的优

点，也因此成为国际公认的类固醇激素测定的首选推荐方法。但在解读通过这种方法获得的激素水平时需要考虑以下因素。

1. 较低的检测值

与传统的免疫测定法相比，质谱法通常会产生较低的检测值。这种差异归因于质谱法较高的灵敏度和特异度。

2. 性别和年龄变异性

肾上腺类固醇激素的正常参考值可能因性别和年龄而异。因此，在解释质谱法结果时必须考虑年龄和性别，以避免误诊。

质谱法彻底改变了肾上腺类固醇激素的测定，为诊断肾上腺疾病提供了更有效、更准确和更全面的方法。它能够从单个血液样本中检测多种激素，再加上高灵敏度和特异度，使其成为现代内分泌学中不可或缺的工具。尽管如此，医疗保健专业人员在分析激素水平时必须保持警惕并考虑患者的个体特征，以确保做出准确的诊断和适当的医疗干预。

（刘晶华　卢　琳）

参考文献

［1］史轶蘩．协和内分泌和代谢学［M］．北京：科学出版社，1999.

［2］HANDELSMAN D J，WARTOFSKY L．Requirement for mass spectrometry sex steroid assays in the Journal of Clinical Endocrinology and Metabolism［J］．J Clin Endocrinol Metab，2013，98（10）：3971-3973.

［3］WANG Z，WANG H，PENG Y，et al．A liquid chromatography-tandem mass spectrometry（LC-MS/MS）-based assay to profile 20 plasma steroids in endocrine disorders［J］．Clin Chem Lab Med，2020，58（9）：1477-1487.

17 服用氢化可的松的二三事

张女士在过去几个月里逐渐感到疲劳加剧，并伴有头晕和乏力。她还注意到自己的皮肤颜色较之前更深，尤其是手掌和脚底。去医院就诊完善相关检查后，被诊断为肾上腺皮质功能减退，并且医生为她开具了氢化可的松口服。医生告诉张女士一定记得按时用药，如果感冒、发热记得将氢化可的松加量2～3倍。张女士上网查了氢化可的松是“激素药”，而激素有一系列副作用，因此，张女士并不愿意吃氢化可的松，经过医生的解释，她才接受口服用药，但仍然对这个药充满疑问。

氢化可的松是内分泌科医生最常使用的肾上腺皮质激素替代药物，医生在门诊经常被问到这个药物是什么，以及如何正确服用，本文就大家提出的共性问题进行解答。

一、适应证

氢化可的松主要用于肾上腺皮质功能减退及垂体功能减退症的替代治疗。肾上腺皮质功能减退是指人无法产生足够的肾上腺皮质激素，因此需要外源性药物补充，氢化可的松是最优选的补充药物。超生理剂量的氢化可的松有抗炎、抗过敏和抑制免疫反应等作用。但需要强调的是，生理替代剂量的糖皮质激素如剂量合适则副作用较小，内分泌科多种疾病应用氢化可的松治疗多为生理替代剂量。首先，让我们来看一下口服氢化可的松片剂的替代治疗适应证。

1. 肾上腺皮质功能减退

当体内存在疾病导致肾上腺功能受损或者垂体病变继

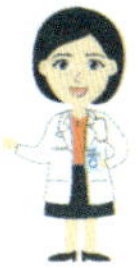

发引起原发性和继发性肾上腺皮质功能减退时，氢化可的松片剂可用作肾上腺激素替代治疗，维持人体的正常生理功能。

2. 先天性肾上腺皮质增生

肾上腺皮质激素合成酶的缺乏，导致肾上腺皮质激素前体物质堆积和皮质醇合成不足，需要应用氢化可的松补充不足的皮质醇，同时抑制过多的前体物质。

3. 皮质醇增多症（又称库欣综合征）肿瘤病灶切除术后

垂体促肾上腺皮质激素（ACTH）腺瘤、异位ACTH综合征的肿瘤过度分泌ACTH，可导致下游靶器官肾上腺分泌皮质醇明显增多；肾上腺肿瘤可自主分泌皮质醇，也会导致库欣综合征。手术切除上述肿瘤后，患者会经历皮质醇水平的急剧下降，若不及时处理，会产生低血压、呕吐、昏迷等一系列症状。及时补充氢化可的松可以帮助调节体内激素平衡以保持正常的生理功能，从而避免上述情况发生。

二、常见问题解答

1. 我担心激素存在副作用，能不能不吃氢化可的松，自己先扛扛

如果患者长期服用激素替代治疗，突然停用氢化可的松，或者经过检查皮质醇水平已经很低了，医生已经给予氢化可的松处方，但并没有按照医嘱服用药物，在应激状态下（如发热、感染、外伤、手术、重大情绪改变等情况）可能会导致肾上腺危象，出现低血压、呕吐、心悸、腹痛、头痛、昏迷、发热等严重症状，甚至危及生命。患者应严格遵循医生的建议，不要自行停用替代激素治疗，避免发生肾上腺危象等严重后果。如果有必要调整药物，应在医

生的指导下逐渐减少剂量。

2. 服药是否需要空腹

一般来说，氢化可的松片剂的说明书中未强调是否空腹服用。但多数情况会建议在用餐后服用，以减少胃肠道不适。

3. 如果遗漏了一顿药量，该怎么办

如果发生这种情况，不要立即加倍服用药物。正确的做法是尽快补上漏掉的剂量，之后继续按照正常的用药计划进行。

如果当天发现漏服药物，应该在当天补服漏服的所有剂量。如果距离下次服药时间1小时以上发现，马上补服漏掉的药物，下次服用时间不需要推迟。如果在下次服药时间1小时之内发现，也要马上补服漏掉的药物，下次服用时间则推迟1小时。

如果次日才发现漏服药物，则无须补服。

4. 如果婴幼儿需要小剂量的氢化可的松，能否用水溶解

氢化可的松片剂并非水溶性的，如将氢化可的松片剂溶解在水中可能会影响药物的吸收和药效，因此不推荐这样做。需小剂量服用时应咨询医生，探讨是否有其他合适的剂型或剂量可供选择。

5. 如果遇到应激、感染，氢化可的松应该如何调整

在应激、感染时，医生可能会建议患者临时增加氢化可的松的剂量，通常为基础剂量的2～3倍，以保持体内皮质醇水平的平衡。然而，这种调整应该在医生的指导下进行，以确保不会引起不良反应。

6. 与其他药物同时服用，会有影响吗

临床上一些药物会影响氢化可的松的代谢，进而增加或者减弱它的功能。以下是一些可能与氢化可的松存在相

互作用的药物。

（1）酶诱导剂：如碳酸酐酶抑制剂（如氨茶碱、苯妥英）、肾上腺皮质激素类药物（如异丙肾上腺素）等，可能会增加氢化可的松的代谢，导致其血浆浓度降低，从而减弱其疗效。

（2）酶抑制剂：如细胞色素P450酶抑制剂（如酮康唑、芦丁）、咪唑类抗真菌药物（如伊曲康唑）等，可能会抑制氢化可的松的代谢，导致其血浆浓度升高，增加药物的副作用。

（3）利尿剂：氢化可的松与利尿剂（如利尿酮）同时使用时，可能增加低钾血症的风险，因为氢化可的松本身会导致钾的排出增加。

（4）乙醇：饮酒或同时使用乙醇可能增加氢化可的松在肝脏中的代谢速率，降低药物的血浆浓度。

（5）抗凝血药物：氢化可的松与抗凝血药物（如华法林）一起使用时，可能会增加患者出血的风险，因为氢化可的松可以与这些药物产生相互作用，影响凝血机制。

7. 肾上腺皮质功能减退患者若已经补充氢化可的松，复诊抽血化验服药对结果有影响吗

如果肾上腺皮质功能减退患者在早上服药后进行化验，特别是涉及肾上腺皮质激素水平的检查，如血皮质醇测定，可能会影响结果的准确性。由于患者已经服用氢化可的松等激素类药物，血液中的皮质醇水平会受到药物影响而比实际水平增加，可能掩盖患者皮质醇不足的状况。为了获得准确的化验结果，在进行相关检查前，如医生无特殊嘱咐，当天早上抽血前先不要服用氢化可的松，抽血后尽快服用早上的氢化可的松即可。

8. 当地买不到氢化可的松，该怎么办，能不能用其他药物替代

如果您因为难以购买到氢化可的松而面临断药风险，可以先去当地医院或药房购买醋酸泼尼松或醋酸泼尼松龙，服用片数及每日服用次数均与原先氢化可的松的服用片数及次数相同。1片氢化可的松（20mg）＝1片醋酸可的松（25mg）＝1片醋酸泼尼松（5mg）＝1片甲泼尼龙（4mg）＝1片地塞米松（0.75mg），同时尽快至医院或者药店购买氢化可的松，一旦获得，及时更换回氢化可的松。

在临床治疗中氢化可的松是一种十分重要的药物，具有广泛的临床应用。正确使用氢化可的松片剂对于治疗疾病和避免不良反应至关重要。患者应密切遵循医生的建议和指导，合理用药，以获得最佳的治疗效果。如果有任何疑问或不适，应及时咨询医生，获得专业的解答和帮助。

（苏 婉 张 娟 卢 琳 唐 彦）

参考文献

[1] DEBONO M，PRICE J N，ROSS R J. Novel strategies for hydrocortisone replacement [J]. Best Pract Res Clin Endocrinol Metab，2009，23 (2)：221-232.

[2] HUSEBYE E S，PEARCE S H，KRONE N P，et al. Adrenal insufficiency [J]. Lancet，2021，397 (10274)：613-629.

[3] AUER M K，NORDENSTRÖM A，LAJIC S，et al. Congenital adrenal hyperplasia [J]. Lancet，2023，401 (10372)：227-244.

[4] VARLAMOV E V，VILA G，FLESERIU M. Perioperative management of a patient with Cushing disease [J]. J Endocr Soc，2022，6 (3)：bvac010.

糖代谢篇

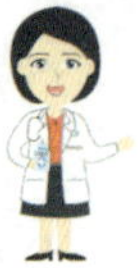

18 哪些早期征象预警糖尿病

说到糖尿病的早期征象，多数人会想到“三多一少”的典型症状，即多饮、多食、多尿和体重下降。但在临床实践中，只有一部分患者会出现上述症状，其他患者可能会出现视力下降、夜尿频繁、肢体麻木、皮肤改变等表现。

识别糖尿病出现的信号，对早期诊断糖尿病起关键性作用。那么，究竟有哪些早期征象预警糖尿病？下面的内容为您一一介绍。

一、糖尿病早期预警征象

1. 视力下降

如果出现视力下降、视物模糊，需要警惕糖尿病的可能。高血糖可引起血管内皮损伤、微动脉瘤的发生发展、新生血管形成、玻璃体积血、视网膜损伤甚至脱离。

2. 夜尿频繁

饮食或饮水正常的情况下，晚上排尿次数一般为0 ～ 1次。但血糖升高患者由于血糖升高→尿糖升高→渗透性利尿及早期肾功能受损等，可能在没有明显尿量增多的情况下出现夜尿频繁症状。

3. 肢体麻木

如果出现肢体末端对称性疼痛、麻木，疼痛性质可以是针刺样、烧灼样等，需警惕糖尿病的发生。一些患者也会出现局灶性单神经病变，尤以动眼神经、正中神经受累多见，表现为神经支配的区域疼痛。此外，部分患者会出现自主神经受累，累及胃肠道会引起便秘、腹泻交替等；

累及泌尿生殖系统会引起尿失禁、尿潴留等；累及心血管系统会引起直立性低血压等；还会有出汗异常等症状。目前认为，高血糖、氧化应激、营养缺乏、微血管病变、胰岛素信号受损等多种原因均可诱发糖尿病患者出现神经病变。

4．皮肤改变

（1）皮肤干燥、瘙痒：糖尿病神经病变可引起皮肤失去神经营养进而变得干燥，从而可出现全身皮肤瘙痒症。瘙痒部位一般集中在四肢末端，女性也常出现外阴瘙痒，一般在北方冬季更明显，外用润肤剂可以减轻皮肤干燥和瘙痒，但无法彻底解决，此时，需要警惕高血糖的可能。很多人误以为糖尿病的神经病变都是在诊断糖尿病多年以后才会出现，但很多患者在发现血糖高的同时就已经有神经病变了。

（2）糖尿病性胫前斑：糖尿病性胫前斑的出现可能与外伤、糖尿病微血管病变及神经病变有关，男性患病率大于女性，多出现在胫前、前臂、大腿处。初起为直径0.5～1.0cm大小的圆形或卵圆形暗红色丘疹，单个皮疹1～2年可消退，留轻度萎缩或色素减退，但新皮疹不断出现，因此持续存在，可产生鳞屑，最后留下萎缩性褐色或淡褐色瘢痕样斑。一些人虽然注意到身上的色斑，但没有意识到这可能是糖尿病的皮肤改变征象，从而错过了更早诊治糖尿病的机会。

（3）黑棘皮征：是皮肤皱褶部位天鹅绒样色素沉着，常见于后颈部、腋下，通常认为与胰岛素抵抗有关，多见于体型肥胖和糖尿病人群。若大家发现自己身上出现难以清洗、位于皮肤皱褶部位的黑色素沉着，需要当心有无糖尿病的可能。

5. 口腔疾病

如果出现口腔黏膜干燥，喝水无法缓解，且容易合并多种口腔疾病（如舌炎、口腔黏膜炎、龋齿等），需警惕糖尿病的发生。糖尿病患者一般唾液量减少，唾液流率减慢，唾液内葡萄糖浓度升高，唾液pH值下降，使口腔的自洁力下降，口腔内环境改变，易引起各种病原微生物的滋生和繁殖。

6. 反复感染

患糖尿病后常出现口腔、皮肤、泌尿生殖道、肺部等部位的感染，细菌、真菌、病毒感染都可以发生，且反复发作，迁延不愈。

7. 伤口不易愈合

若出现伤口经久不愈，需警惕糖尿病的发生。糖尿病患者一般都存在外周血管病变，影响伤口周围组织的血供，从而延长伤口的愈合时间。

二、糖尿病高危人群

以下人群患糖尿病的可能性较一般健康人群增高，若出现以上症状，更需提高警惕。

（1）有糖尿病前期病史者。

（2）年龄≥40岁者。

（3）体重指数≥24kg/m^2和/或腹型肥胖（男性腰围≥90cm，女性腰围≥85cm）者。

（4）一级亲属有糖尿病者。

（5）缺乏体力活动者。

（6）有巨大儿（新生儿出生体重≥4000g）分娩史或有妊娠期糖尿病病史的女性。

（7）有多囊卵巢综合征病史的女性。

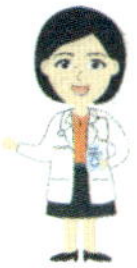

（8）有高血压史或正在接受降压治疗者。

（9）血清高密度脂蛋白胆固醇（HDL-C）＜0.90mmol/L和/或甘油三酯（TG）＞2.22mmol/L，或正在接受调脂药治疗者。

（10）患动脉粥样硬化性心血管疾病者。

（11）有类固醇类药物使用史者。

（12）长期接受抗精神病药物或抗抑郁症药物治疗者。

综上，有糖尿病高危因素的人群，更应注意定期检测血糖，尽量做到早发现、早治疗糖尿病，以预防或延缓糖尿病并发症的发生。

（王诗涵　袁　涛）

参考文献

［1］中华医学会糖尿病学分会. 中国2型糖尿病防治指南（2020年版）［J］. 中华糖尿病杂志，2021，13（4）：315-409.

［2］American Diabetes Association Professional Practice Committee. 2. Classification and Diagnosis of Diabetes：Standards of Medical Care in Diabetes-2022［J］. Diabetes Care，2022，45（Suppl 1）：S17-S38.

［3］American Diabetes Association Professional Practice Committee. 3. Prevention or Delay of Type 2 Diabetes and Associated Comorbidities：Standards of Medical Care in Diabetes-2022［J］. Diabetes Care，2022，45（Suppl 1）：S39-S45.

［4］American Diabetes Association Professional Practice Committee. 4. Comprehensive Medical Evaluation and Assessment of Comorbidities：Standards of Medical Care in Diabetes-2022［J］. Diabetes Care，2022，45（Suppl 1）：S46-S59.

［5］FORBES J M，COOPER M E. Mechanisms of diabetic complications［J］. Physiol Rev，2013，93（1）：137-188.

19 体型“不胖”，也可能患糖尿病吗

随着社会经济的发展和生活水平的提高，肥胖危机开始席卷全球，并呈现年轻化趋势，随之而来的糖尿病、高血压、高血脂、高尿酸血症、脂肪肝等慢性代谢性疾病也已悄然成为常见病，严重威胁人类健康。以糖尿病为例，中国超重/肥胖人群糖尿病的发病率是普通人群的4倍，糖尿病患者中超重/肥胖人群占65%，可见肥胖与糖尿病息息相关，而这也已经成为大多数人的共识，然而，体型不胖就不会得糖尿病吗？

一、糖尿病是怎么发生的

回答这个问题前需要先了解一下糖尿病是如何发生的。人体的胰腺中零散分布着胰岛β细胞，这些细胞虽然只占胰腺的1%，却是唯一可以分泌胰岛素的细胞，而胰岛素也是机体唯一一种可降低血糖的激素，因此，任何原因导致胰岛β细胞的胰岛素分泌功能下降都可能引发糖尿病。另外，即使机体还保留着较好的胰岛素分泌功能，但多种原因也可以导致胰岛素无法发挥作用（称为胰岛素抵抗），起初机体还可以超负荷运转分泌更多的胰岛素来维持血糖正常，但长此以往胰岛细胞也会不堪重负，无法分泌足够的胰岛素，最终导致糖尿病的发生。综上所述，可以引起胰岛素分泌功能下降或胰岛素抵抗的因素均可能导致糖尿病，而肥胖只是引起胰岛素抵抗的因素之一。由此可见，体型不胖也可能会得糖尿病。

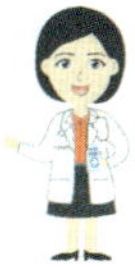

二、除肥胖外，糖尿病还会“偏爱”具有哪些特征的人

1. 不健康的生活方式

现在我们的饮食越来越丰富，每日三餐可能已经营养过剩，外加零食、甜饮料，各种“垃圾食品”已经成为部分人的饮食日常，吸烟等也可以增加糖尿病的发生风险。同时，体力劳动越来越少，人们坐着和躺着的时间越来越长。这些不健康的生活方式，即使没引起肥胖，也可以直接增加糖尿病的发病风险，而往往这一部分人认为自己不会长胖，就会更加没有节制，无形之中进一步增加了患糖尿病的风险。

2. 年龄

随着年龄的增长，机体的代谢功能会下降，分泌胰岛素的细胞会逐渐衰老，其分泌胰岛素的功能也逐渐下降，因此，老年人更容易发生糖尿病。

3. 遗传因素

如果家族中有多个亲属（尤其是直系亲属）患糖尿病，则需注意您患糖尿病的风险会更高。一些罕见的基因突变也可以导致糖尿病的发生，这些致病基因可以传递给后代，携带致病基因的人就会发生糖尿病。2型糖尿病也可出现家族聚集现象，当然这种聚集现象除和遗传相关外，也和同一家人通常有相似的生活习惯有一定关系，如饮食油腻、不爱运动等。

4. 基础疾病或手术

部分人如有反复胰腺炎发作或慢性胰腺炎，或因胰腺疾病切除了大部分胰腺，负责分泌胰岛素的β细胞大量破坏，患糖尿病的风险也会明显增加。少数患者体内存在一些可以分泌激素的肿瘤，这些激素有升血糖作用，也可能

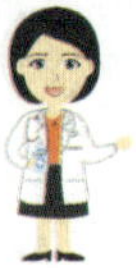

会发生糖尿病，如库欣综合征、肢端肥大症等。

5. 药物

因某些疾病（如免疫系统疾病）长期使用较大剂量的糖皮质激素也会增加糖尿病的发生风险。某些患有恶性肿瘤（尤其是肺癌）的患者使用一些新型抗肿瘤药物（如免疫检查点抑制剂），部分人胰腺中可分泌胰岛素的细胞可能大量死亡，最终导致糖尿病的发生。目前此类药物在恶性肿瘤中的使用也越来越广泛，此类人群应注意定期监测血糖。

6. 怀孕时血糖升高或孩子出生体重超过4000g的女性

如果您有这些情况，在产后6～12周需复诊进一步评估血糖情况，即使这一阶段未出现糖尿病，后续也仍需要定期筛查。

三、这些隐形的肥胖陷阱您注意到了吗

日常生活中，我们常通过主观视觉、体重来大致判断一个人胖不胖，目前越来越多人也知道了体重指数（BMI）这个概念，这也是目前在医学上最常用的判断体型的方法，其计算方法为：体重（kg）÷身高（m）的平方（18.5～23.9g/m^2为正常体型，24.0～27.9kg/m^2为超重，≥28.0kg/m^2为肥胖）。看到这里可能您已经通过计算发现自己的BMI正常了，恭喜您，但也得提醒您还有一些BMI可能忽略的特殊情况。

1. 容易被“中和”的肥胖——肌少症性肥胖

我们身上的“肉”不仅包括脂肪，还包括肌肉，有些人体重或BMI可能超标，看起来“身宽体胖”，但大部分重量来自肌肉，脂肪的重量甚至很低，如长期做无氧运动的健身爱好者、举重运动员等。反过来，有些人外形、体重、BMI看似“挺正常”，但脂肪重量超标，肌肉重量轻，这

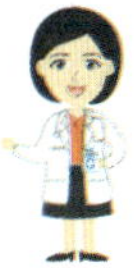

种情况称为肌少症性肥胖，这需要通过专业的体成分测量仪才能证实，不易被发现，但这类人群患糖尿病的风险甚至比BMI高的人更高。因为骨骼肌在血糖调节中扮演着重要角色，机体可将血液中的大部分葡萄糖储存在骨骼肌中，当骨骼肌含量和质量下降，血液中葡萄糖的量将增多，则可引起糖尿病。所以，想要远离糖尿病，“肌不可失”！目前肌少症越来越常见，且呈现年轻化趋势，这与不健康的生活方式关系密切，包括长期缺乏运动、久坐、营养不良（如女性不适当节食减肥）等。

2. 容易被“掩盖”的肥胖——腹型肥胖

不同的人身体脂肪的分布存在差异，脂肪分布在不同的位置对身体健康的影响大相径庭，分布在皮下/四肢的脂肪通常对健康有益，而堆积在内脏/腹部的脂肪对健康有害。部分人的脂肪“不太听话”，大量堆积在腹部，四肢的脂肪分布很少，体型看起来与“苹果”类似，在医学上我们称腹型肥胖，这类人群发生糖尿病的风险比均匀肥胖者更高。在日常生活中可用腰围或腰臀比来简单判断是否存在腹型肥胖，当女性腰围≥85cm、男性腰围≥90cm，或女性腰臀比≥0.8、男性腰臀比≥0.95则需要警惕腹型肥胖。平常一些人因为四肢较细，尤其在衣着宽松时，此类人外形上看起来并“不胖”，也非常容易被忽略。

四、糖尿病预防小贴士知多少

了解糖尿病的高危因素，是预防糖尿病的前提。对于一些可干预的危险因素（如不健康的生活方式），积极干预将大有裨益，完全有可能阻止糖尿病发生，或在早期逆转糖尿病。针对这些危险因素，我们给大家提供了以下预防糖尿病的小贴士。

1. 饮食小贴士

在规律饮食、合理搭配食物、保证食物多样和营养均衡的原则下，多吃蔬菜、水果、奶类、全谷、大豆，少糖少油少盐，戒烟限酒，主食粗粮细粮搭配。注意烹饪方式的影响，目前依靠外卖维持一日三餐已经成为不少人的生活常态，煎炸食物、各种添加剂使原本健康的食物变得不健康，在悄悄损害人们的健康。近年来随着人们逐渐意识到减少热量、脂肪、糖类摄入的重要性，“0糖0卡0脂”“无糖”等概念也开始盛行，带有这些标签的食品备受消费者青睐，但这些食物中还是有一定的糖和热量的，代糖/甜味剂也可增加糖尿病的发生风险。每天喝一杯无糖汽水，患病风险增加18%。因此，对这些食物也需适可而止。

前面了解到肌肉含量减少也可增加糖尿病风险，因此，增肌也是预防糖尿病的好方法之一。以下饮食的调整将有助于增肌。

（1）适当多吃优质蛋白：如低脂肪的肉类（鱼肉、鸡胸肉）、鸡蛋、牛奶、大豆及其制品等，确保肌肉细胞合成有充足的原料，以促进肌肉合成。可每天进食1个水煮鸡蛋，必要时还可以加1个蛋清。

（2）保证体内维生素D储备充分：食物中的维生素D含量常无法满足生理需求，晒太阳是补充维生素D的最佳方法，通常春季、夏季和秋季上午11：00至下午3：00将面部和双上臂暴露于阳光下15～30分钟（取决于多因素），每周3次即可。如无法获得足够的日晒，可到医院行25羟维生素D测定，如确实缺乏，可在医生指导下口服维生素D的营养补充剂。

（3）适当补钙：每日2袋250ml的牛奶，或用酸奶替代。

2. 运动小贴士

目前推荐每周保持150分钟以上的中等强度运动，在保证运动时间和强度的前提下，运动类型也会影响增肌效果，通常建议有氧运动＋抗阻运动（如弹力带、举哑铃等）相结合，如每天做30分钟微出汗的有氧运动（如骑车、快走、慢跑），再加上每周3次、每次持续20分钟以上的抗阻运动。根据年龄情况，选择适合自己的抗阻运动，循序渐进，长期坚持，增加骨骼肌含量和质量。避免久坐，每小时坚持起来稍作活动，也对预防糖尿病有重要作用。

3. 其他生活小贴士

保持规律充足的睡眠（通常推荐6～8小时），避免长时间精神紧张、焦虑，适当放松，减轻压力，保持心情舒畅，也是预防糖尿病良好的辅助手段。

了解风险，才能更好地应对风险。肥胖是糖尿病的重要推手之一，但其他多种危险因素也可增加糖尿病的发生风险。在日常生活中积极养成良好的生活习惯，远离不健康的生活方式，是预防糖尿病最有利的武器。积极减脂的同时，也不要忘了保护肌肉，这样我们预防糖尿病的效果将事半功倍。

（刘艺文　李玉秀）

参考文献

[1] 中华医学会糖尿病学分会. 中国2型糖尿病防治指南（2020年版）[J]. 国际内分泌代谢杂志，2021，41（5）：482-548.

[2] WEI S，NGUYEN T T，ZHANG Y，et al. Sarcopenic obesity：epidemiology，pathophysiology，cardiovascular disease，mortality，and management [J]. Front Endocrinol（Lausanne），2023，14：1185221.

[3] 中国营养学会. 中国居民膳食指南（2022）[M]. 北京：人民卫生出版社，2022.

20 糖尿病患者三餐怎么吃更科学

俗话说“民以食为天”，但糖友们可能一到饭点就头疼，“这也不敢吃”“那也不能吃”“吃完饭血糖又不达标了”……作为糖尿病管理的“五驾马车”之一，饮食管理是糖尿病患者血糖管理的基础，究竟糖尿病患者三餐怎么吃更科学？

一、总量控制，营养均衡

1. 精细计算每日所需热量

可分为以下3个步骤。

（1）根据体型及活动量，计算每千克能量供给（kcal/kg）。体型通过体重指数［BMI＝体重（kg）÷身高（m）的平方］判断。活动量类别：轻体力劳动指以久坐为主的工作，如办公室职员、老年人等；中体力劳动如驾驶员、外科医生等；重体力劳动如搬运、舞蹈演员等（表6）。

（2）计算标准体重（kg）＝身高（cm）−105。

（3）计算每天需要的热量（kcal）＝标准体重（kg）×每千克能量供给。

表6 不同体型、活动量人员每日每千克体重所需能量

单位：kcal/（kg · d）

	卧床	轻体力活动	中体力活动	重体力活动
消瘦（$BMI < 18.5kg/m^2$）	20～25	35	40	25～50
正常（$18.5kg/m^2 \leqslant BMI \leqslant 23.9kg/m^2$）	15～20	30	35	40
超重（$BMI \geqslant 24.0kg/m^2$）	15	20～25	30	35

2. “手掌法则”估算每日食物进餐量

如果觉得精细计算每日热量过于麻烦，还可以用“手掌法则”来估算每日进食量，并将多种营养成分合理分配到三餐中。

（1）拳头定主食、水果：普通成人一天的主食量为250～300g。每顿吃的淀粉类主食（如米饭、馒头等），一个拳头大小即可。在血糖平稳时，糖尿病患者可在两餐中间或者运动前后吃水果。每日食用拳头大小的升糖指数较低的水果（如樱桃、李子、柚子、番茄、草莓等）。

（2）蔬菜用捧量：一捧青菜大约500g，每天进食绿叶蔬菜一捧即可。同时要注意，像土豆、红薯等含淀粉较高的根茎类蔬菜应该按主食计算，并且吃此类食物要将其所含热量从主食中扣除。

（3）掌心定蛋白：一个人每天摄入蛋白质（鸡肉、鸭肉、鱼肉、鸡蛋、豆制品等）大约为每千克体重1g。一个人每天需要的蛋白质大约相当于掌心大小、约为小指厚的一块。

（4）两指量瘦肉：每日需摄入与示指厚度相同，与两指（示指和中指并拢）的长度、宽度相同的瘦肉。

（5）指尖定油脂：由于每天摄入的脂肪除了肉类、奶类还有坚果，所以，烹饪油不宜过多，每人每天大概一个大拇指尖的量。

二、早餐不能少

早餐供应全天总能量的25%～30%，不吃早餐会增加糖尿病患者患心血管疾病风险和全因死亡风险。蛋白质、脂肪、糖合理搭配的早餐不但能提供整个上午学习、工作需要的能量，还有助于保持血糖平稳。一份优质的早餐应包括主食、肉蛋奶等蛋白质成分和蔬菜。主食要粗细搭配，可以选择谷类食物，如全麦面包和馒头等。尽量避免喝升糖速度过快的粥。此外，可以选择鸡蛋、牛奶和豆浆等补充蛋白质。同时要吃足够的蔬菜，以减慢胃内主食的吸收速度，使血糖平稳。

三、午餐要吃好

午餐提供的能量占全天总能量的30%～40%。午餐要“定时定点”，最好安排在12：00左右，与早餐、晚餐间隔以4～6小时为宜，进餐时长以30分钟为宜。午餐要定量，且食物种类应多样，做到荤素搭配，营养均衡。主食上尽量以粗粮、细粮相结合，少吃米饭、馒头、馅饼等含淀粉含量丰富且易消化的食物。蔬菜上要以新鲜的绿色青菜为主，若选择土豆、山药、莲藕等含淀粉多的蔬菜要减少主食的摄入。此外，也要补充肉类等蛋白质。

四、晚餐适量吃

晚餐与第二天早餐间隔时间很长，所提供能量占全天总能量的30%～40%，应能满足晚间活动和夜间睡眠的需要，所以，晚餐在一日三餐中也占有重要地位。若晚餐摄入食物过多，会促使胰岛素分泌增加，导致肥胖。研究表明，晚餐进食大量高脂肪和高蛋白食物，会增加患冠心病、高血压等疾病的危险性。因此，晚餐的进餐原则为“适量、避免油腻或高热量饮食”。此外，糖尿病患者的晚餐不能过晚，应安排在18：00～20：00。同时考虑早餐和午餐的食物，补充肉、蛋、奶、蔬菜等一天内未吃到的食物。

五、适时加餐

若午餐和晚餐间隔的时间较长，糖友们产生了饥饿感，甚至有低血糖的征兆，可以在晚餐前进行加餐，如1片切片面包、200g苹果等。

睡前应监测血糖，根据血糖情况决定是否加餐。若从事夜间工作，对能量需要增加则晚餐的营养摄入要足够，同时在睡前适量吃些食物，如1杯（250ml）牛奶等。

六、总结

在糖尿病综合治疗的“五驾马车”里，饮食控制占据着非常重要的地位，影响血糖及糖尿病并发症的发生和发展。糖友们要做到“科学三餐、心中有数”，在实践中建立适合自己、可以坚持的饮食模式。

（李子怡　张化冰）

参考文献

[1] MITA T，OSONOI Y，OSONOI T，et al. Breakfast skipping is associated with persistently increased arterial stiffness in patients with type 2 diabetes [J]. BMJ Open Diabetes Res Care，2020，8（1）：e001162.

[2] KING D E，XIANG J. A Relationship Between Mortality and Eating Breakfast and Fiber [J]. J Am Board Fam Med，2021，34（4）：678-687.

[3] HAN T，GAO J，WANG L. The association of energy and macronutrient intake at dinner versus breakfast with disease-specific and all-cause mortality among people with diabetes：the U.S. National Health and Nutrition Examination Survey，2003-2014 [J]. Diabetes Care，2020，43（7）：1442-1448.

21 患了糖尿病，选择什么样的运动对降糖有帮助

35岁的小赵刚刚确诊了糖尿病，医生给他加用降糖药外，还告诉他要增加运动。小赵不解，我没有运动的习惯，如今得了糖尿病就必须多运动吗？我平时上班很忙，如何运动才能帮助控制病情呢？

一、运动对糖尿病患者有什么好处

糖尿病治疗的“五驾马车”包括饮食控制、运动、糖尿病健康教育、血糖监测和药物治疗。运动对于糖尿病患者，尤其是2型糖尿病患者的重要性已经得到广泛认可。运动可以使细胞对胰岛素变得更加敏感，这样能更有效地降低血糖，并且有助于改善体成分及生活质量，降低心血管事件发生风险。病情稳定的1型糖尿病患者也应参加多种形式的运动。所以，如果您之前没有规律运动的习惯，不论您计划选择散步、跑步还是游泳，最重要的是开始运动。需要注意的是，糖尿病患者在选择运动方式和强度时，应该根据自己的身体情况、年龄、并发症等因素进行调整。运动前应该咨询医生，并进行必要的风险评估，以保证运动的安全、有效。

二、适合糖尿病患者的运动方式有哪些

《中国2型糖尿病防治指南（2020年版）》提出成年2型糖尿病患者每周至少进行150分钟中等强度（心率达到最大心率的50%～70%，运动时有点费力，心跳和呼吸加快，但不急促）的有氧运动。虽然任何形式的运动都比不运动

强，但是研究显示，每周至少运动150分钟才能有更显著的效果。规律的有氧运动可以改善2型糖尿病患者的胰岛素敏感性及血压、血脂和其他代谢指标，帮助降低糖化血红蛋白。中等强度的体育运动包括健步走、太极拳、骑车、乒乓球、羽毛球和高尔夫球等。较高强度的体育运动包括快节奏舞蹈、有氧健身操、游泳、骑车上坡、足球、篮球等。建议每周运动3～7天，两次活动的间隔不超过2天，每周进行150～300分钟的中等强度运动或者75～150分钟的较高强度运动（或者二者组合）。

看到这里，有些不爱运动的朋友可能开始犹豫了。但是别担心，您可以把这150分钟的运动时间分摊到1周里，如每周运动3天，每次50分钟，或者每周运动6天，每次25分钟。有的朋友工作比较忙，拿不出完整的时间运动，这种情况下可以“见缝插针”进行运动，如午餐后散步10分钟，或者将通勤方式改为骑自行车，从而达到每天运动30分钟的目标。

抗阻运动包括自由重量训练、器械训练、利用弹力带或者自身体重进行训练。抗阻运动不仅可以改善血糖控制，还能增加肌肉量，减少脂肪。糖尿病患者应争取每周进行2～3次抗阻运动（两次锻炼间隔时间≥48小时），每种运动进行1～3组，每组10～15次。在身体允许的情况下，联合进行抗阻运动和有氧运动可以更大程度改善代谢。

随着年龄的增长，肌肉量会逐渐下降。对于老年人来说，平衡训练是运动的关键部分，可以改善平衡能力，降低跌倒风险。建议患者每周进行2～3次平衡训练，如下半身和核心肌群的阻力练习、瑜伽和太极拳。增加关节灵活性的锻炼，如拉伸等，与其他运动相比更容易进行，也适合老年人选择。

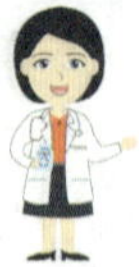

三、什么时间进行运动最好

糖尿病患者运动的时间应当相对固定，一般建议选择餐后0.5～1小时进行运动。此时餐后血糖水平较高，运动既可以帮助降低餐后血糖，又不容易发生低血糖。有不少患者有早上空腹锻炼的习惯，但是，糖尿病患者空腹锻炼有发生低血糖的可能，应当避免空腹运动。运动时间也要根据降糖治疗方案调整，如用胰岛素或者磺脲类药物的患者有低血糖风险，晚上锻炼可能会增加夜间低血糖的风险，所以更推荐在早上或者下午运动。

四、糖尿病患者运动时应该注意什么

（1）患者运动前后要检测血糖，根据情况调整进食和药物，以免发生低血糖。

（2）运动前后和运动中要注意多饮水。

（3）在运动中，要时刻留意身体情况，如果出现如胸闷、呼吸急促等，应立即停止运动，必要时及时就诊。

（4）在增加运动强度和时间时要循序渐进，避免突然增加，这样可以降低受伤和低血糖风险。

（5）1型糖尿病患者适合进行的有氧运动和2型糖尿病无差别，但是，由于1型糖尿病患者胰岛素水平在开始运动时可能升高，发生低血糖的风险更大，所以，应当根据运动强度和拟运动的时间，适当减少胰岛素剂量，运动时记得携带食物，并避免独自运动或进行深水运动或高空运动等。对于容易出现低血糖的患者，更推荐餐后30分钟运动，同时强度不宜过高，时间不宜过长。此外，短时间的剧烈运动可能会升高血糖，所以，患者应当结合自己的身体情况，循序渐进，不要过度疲劳。

五、有并发症的糖尿病患者，运动方面有什么注意事项

1. 自主神经病变者

需要警惕低血糖和血压变化，预防脱水或者体温过高/过低。推荐进行轻度到中度的有氧运动和抗阻运动，但要慢慢增加运动时间。

2. 周围神经病变者

建议避免高强度或长时间的负重活动，如长距离步行、慢跑或者在高温或低温环境下锻炼。足部受伤时要避免负重锻炼。推荐进行轻微的负重活动（如散步、骑单车、游泳、座椅运动）。

日常注意认真选择鞋袜，保持脚部干燥，每天检查脚部是否有外伤和发红。

3. 糖尿病视网膜病变者

对于不稳定的增殖性和严重视网膜病变者，应避免剧烈的高强度的屏气活动（如举重和推举），避免需要低头的活动（如瑜伽、体操）。推荐进行低强度活动（如散步、骑自行车、水上运动）。

4. 糖尿病肾病者

可以进行散步等轻中度强度的运动，但要避免剧烈运动。

六、哪些情况下不应当运动

严重的低血糖、血糖波动较大、有糖尿病酮症酸中毒等糖尿病急性并发症时，或者合并急性感染、增殖性视网膜病变或严重的心脑血管疾病，如不稳定性心绞痛、严重心律失常、短暂性脑缺血发作等情况是运动的禁忌。糖尿

病患者应当待病情控制稳定后，根据自身情况在医生指导下逐步恢复运动。

对于糖尿病患者来说，运动的好处多多，您可以从每次5～10分钟开始，逐渐增加。不论是简单的散步、慢跑、爬楼梯，把通勤方式改为骑自行车，还是尝试全新的运动，最重要的是，从现在开始运动吧！

（虞睿琪　肖新华）

参考文献

[1] 中华医学会糖尿病学分会. 中国2型糖尿病防治指南（2020年版）[J]. 中华糖尿病杂志，2021，13（4）：315-409.

[2] 中华医学会糖尿病学分会，中国医师协会内分泌代谢科医师分会，中华医学会内分泌学分会，等. 中国1型糖尿病诊治指南（2021版）[J]. 中华糖尿病杂志，2022，14（11）：1143-1250.

[3] 肖新华. 协和医生告诉您如何与糖尿病和平共处 [M]. 北京：中国协和医科大学出版社，2021.

[4] KANALEY J A，COLBERG S R，CORCORAN M H，et al. Exercise/physical activity in individuals with type 2 diabetes：a consensus statement from the American College of Sports Medicine [J]. Med Sci Sports Exerc，2022，54（2）：353-368.

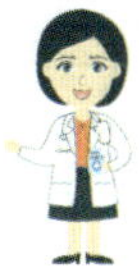

22 糖尿病患者如何正确进行居家血糖监测

血糖监测是确保血糖控制安全达标的必要手段，是糖尿病管理的重要内容。血糖监测有以下意义。

（1）反映实时的血糖水平，及时发现血糖水平是否过高或过低。

（2）评估饮食、运动、情绪、药物等对血糖的影响。

（3）评价降糖效果，及时优化治疗方案。

（4）预防和延缓并发症的发生及发展等。

血糖监测可分为利用血糖仪进行的毛细血管血糖监测、持续葡萄糖监测、糖化血红蛋白和糖化白蛋白等监测。大家在居家时，多采用血糖仪进行自我血糖监测，但不少糖友在自我血糖监测时，对一些细节问题认识不够或容易陷入监测误区，导致监测结果不准确、不可靠。因此，下面给大家总结一份快速血糖仪血糖监测全攻略，帮助大家更好地实现自我血糖管理。

一、知识篇

提起血糖，相信大家并不陌生，但是您能正确区分不同时间点血糖监测的定义、适用范围及注意事项吗？为了帮助大家更加清晰地了解这些知识，我们为大家整理了一份知识宝典，快来学习吧！

1. 宝典一：血糖监测时间、定义、适用范围及注意事项（表7）

表7 血糖监测时间、定义、适用范围及注意事项

监测时间	定义	适用范围	注意事项
空腹血糖	即早餐前血糖，指隔夜禁食8～12小时之后，于次日早餐前采血所测的血糖	指导患者调整进食量和餐前注射胰岛素（或口服药）的量	最好在清晨6：00～8：00测量 于清晨服用降糖药（包括胰岛素）前测量，且测量前不吃早餐、不运动 空腹血糖正常范围3.9～6.0mmol/L 糖尿病患者空腹血糖控制目标是4.4～7.0mmol/L
餐前血糖	通常是指午餐前血糖和晚餐前血糖	空腹血糖高 存在低血糖风险	一般于午餐或晚餐前半小时测量 糖尿病患者餐前血糖尽量控制在4.4～7.0mmol/L
餐后2小时血糖	从吃第一口饭开始计时，2小时后准时采血测量的血糖	空腹血糖控制达标，但糖化血红蛋白仍不达标者 需要了解饮食和运动对血糖影响者	不能进餐结束才开始计时 第一口饭是指第一口吃的任何食物 餐后2小时正常小于7.8mmol/L，控制良好是在4.4～10.0mmol/L
睡前血糖	晚上临睡前（22：00左右）	注射胰岛素（特别是晚餐前注射）患者	建议睡前血糖控制在5.6～10.0mmol/L 如果睡前血糖太低（小于5.6mmol/L）需要适量加餐，以防夜间发生低血糖

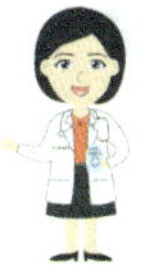

续 表

监测时间	定义	适用范围	注意事项
夜间血糖	凌晨2：00～3：00测量的血糖	经治疗血糖已基本达标，但空腹血糖仍高者 疑有夜间低血糖者	夜间血糖最好控制在4.4～7.0mmol/L
随机血糖	指一天当中任意时刻测得的血糖	可以了解波动性高血糖，若您处于应激状态（如感染、高烧、手术等，或劳累、情绪变化、进餐延误、过度运动等），应随时监测血糖	在怀疑有低血糖或明显高血糖时要及时监测 非糖尿病患者随机血糖≥11.1mmol/L时，需进一步检查

2. 宝典二：血糖监测频率及方案选择

血糖监测次数过多、过少皆不科学，需要结合每个人的病情、治疗实际需求等因素来定，总体原则是对于血糖控制较为稳定的患者，监测的间隔可以适当灵活。但对血糖波动较大、使用胰岛素治疗、近期有低血糖发生、调整药物或剂量、妊娠及出现各种应激情况的患者，需酌情增加监测频率。为了方便您科学、灵活安排自身个体化的血糖监测，我们也把《中国2型糖尿病防治指南（2020年版）》推荐的不同治疗方案血糖监测原则进行了总结（表8），帮助您实现自我血糖监测的事半功倍。

表8　不同治疗方案人群血糖监测原则

不同治疗方案人群	血糖监测原则
生活方式干预者	根据需要有目的地通过血糖监测了解饮食控制和运动对血糖的影响，从而调整饮食和运动方案
使用口服降糖药者	可每周监测2～4次空腹血糖或餐后2小时血糖
基础胰岛素治疗者	应监测空腹血糖
预混胰岛素治疗者	应监测空腹血糖和晚餐前血糖
特殊人群	个体化的监测方案

二、技能篇

血糖监测是我们每位糖友的必备技能之一，不过，正确的血糖测量也大有讲究，根据2021年最新发布的《中国血糖监测临床应用指南》，血糖测量的具体操作步骤如下。

（1）严格按照血糖仪操作说明书进行操作，并在血糖仪产品适宜的操作温度范围内（一般是10～40℃）进行测量。

（2）血糖测量前，检查血糖仪功能是否正常、试纸是否过期、试纸代码是否与血糖仪匹配。

（3）用温水或中性肥皂水清洗双手，揉搓或按摩准备采血的部位（如指腹侧面），直至血运丰富。

（4）用75%酒精消毒准备采血手指指腹，等待酒精自然风干。

（5）打开血糖仪开关，准备好血糖仪试纸，注意手指不可接触试纸测试区。

（6）将采血针刺入指腹侧面位置即可采血（穿刺深度为2～3mm），采血完成后用棉签按压采血部位，等待血糖仪读数。

（7）正确记录血糖值。

三、注意事项

（1）手指消毒前将采血部位手臂自然下垂10～15秒，如在寒冷天气里测血糖采血前，用温水浸泡双手，可增加手指血液循环，有利于采血；如血样仍较少，可从指根向指端（采血点）方向慢慢挤压，以形成血滴，切勿以过度挤压采血部位的方式获得血样，以免影响测量结果。

（2）以中指、环指、小指作为穿刺部位选择，穿刺前观察局部皮肤有无红肿、瘢痕、硬结、破溃等。

（3）在指腹两侧采血（指腹两侧的神经末梢分布少，痛感较轻）。

（4）在测试过程中不要按压或移动血糖试纸和血糖仪。

（5）避免血糖试纸受潮或过期：血糖试纸须在阴凉、干燥处保存，一旦试纸受潮或过期，则不能再继续使用，必须更换。

（6）测血糖前要避免进食过多或剧烈运动、吸烟和饮用刺激性饮料，如咖啡等。

总的来说，了解了血糖监测的时点、频率、方案及细节，就可以正确做到居家血糖监测了。各位糖友，快去和您的医护共同商量具体血糖监测方案吧！

（李芳芳　董颖越）

参考文献

［1］中华医学会糖尿病学分会．中国血糖监测临床应用指南（2021年版）［J］．中华糖尿病杂志，2021，13（10）：936-948.

［2］中华医学会糖尿病学分会．中国2型糖尿病防治指南（2020年版）［J］．中华糖尿病杂志，2021，13（4）：315-409.

23 糖尿病对眼睛会造成哪些不利的影响

糖友们，伏案学习或工作之际，让我们休息片刻，闭上眼睛，来一次灵魂发问，您的眼睛最近是否出现过下面的这些感觉，觉得眼睛看东西好像蒙上了一层雾？看东西好像有些变形？视力变得越来越差？有时好像感觉眼前有一片红色的云彩飞过？

假如真出现了上面这些表现，您可能会认为跟上了年纪有关，并不会马上将眼睛的不舒服和糖尿病联系起来。实际上，糖尿病真正可怕的地方不仅仅局限于升高的血糖，而在于血糖升高所带来的诸多并发症。在糖尿病的多种并发症中，糖尿病眼部病变很容易被糖友所忽视。究其原因，其实在眼部不适的感觉出现之前，可能眼底已经存在糖尿病视网膜病变很多年了。近年来随着诊疗技术的提高，糖尿病急性并发症发生率下降，而糖尿病患者眼部并发症发病风险却增加了，而且发病率在逐年升高，成为不容忽视的致盲眼病，这就提示每一位糖友在平时的生活中，要力争做到早筛查、早发现、早治疗，为“心灵的窗户”保驾护航。

一、血液里的糖走过眼睛，会留下哪些“甜蜜的负担”

1. 糖尿病视网膜病变

视网膜位于眼球的后部，即眼球的“底部”，对我们清楚地看清世界起重要作用。我们可以把视网膜想象成一张血管网，血糖是个“甜妹”，每日对血管壁“软磨硬泡”，同时还能激活各种异常代谢物，参与氧化应激，血管内皮细胞长期在高甜和应激环境下逐渐“沦陷”，血管壁有了裂隙，管壁变薄，开始出现微动脉瘤、硬性和棉絮样渗出。如果糖友不能及时控制好糖尿病，血糖随着时间沉淀，炎症将持续进展，进而引起毛细血管管腔闭塞，机体为了开辟新的血液流经的管道，代偿性地长出大量新生血管，但这些新生血管通常是无序地生长，一旦生长在黄斑区（黄斑区是人眼的光学中心区，黄斑中央是视力最敏锐的地方），就会影响视力。严重时新生血管破裂出血，积血留在玻璃体内，凝血块收缩导致视网膜受到牵拉而脱离，是糖友致盲的主要原因。

患糖尿病初期，视力一般不受影响，眼部无不适症状，后期会有不同程度的视力减退、视物变形，或眼前有黑影飞动、有闪光感，新生血管大量出血时可致盲。值得注意的是，如上所述眼底的黄斑区是视物的重要区域，如果眼底病变没有累及黄斑区，糖友很可能并不能及时感知自己的眼底已经出现严重的病变。因此，建议糖友定期到医院检查眼底，1型糖友病程超过5年者至少每年查1次，2型糖友一旦确诊糖尿病，建议立即接受眼底检查，若检查过没有发现异常，推荐此后每1～2年检查1次。若已出现眼底病变，应缩短检查间隔时间。怀孕的糖友应在孕前或第1次产检、怀孕后每3个月及产后1年内进行眼科检查。

2. 糖尿病性白内障

白内障这个名字大家可能并不陌生，而糖友们如果血糖控制不佳的话，白内障往往发生更早、进展更快，发病风险达普通人的2～4倍。眼睛是心灵的窗户，而白内障是给这扇窗户糊了层窗户纸。糖友所患的白内障包括两种情况，一是真性糖尿病性白内障，二是糖尿病性老年性白内障。前者多见于一些年轻的1型糖友，双眼会出现乳白色“雪花”样浑浊，早期如能严格管理血糖，这种浑浊是可逆的，而当浑浊的晶状体严重影响视力和生活质量时，要通过手术恢复光明。糖尿病性老年性白内障比单纯的年龄相关性白内障发病更早、进展更快。

3. 新生血管性青光眼

新生血管性青光眼是一种难治性继发性青光眼，糖尿病视网膜病变为常见诱因，在此基础上，病程长、血糖控制差的糖友更容易罹患该病。急性起病者表现为头痛、眼痛、呕吐，慢性起病者上述症状可能并不明显，但可能出现眼胀、鼻根酸、视野缺损、视力逐渐下降等表现。

4. 糖尿病性视神经病变

糖尿病性视神经病变主要包括非动脉炎性前部缺血性视神经病变、糖尿病性视盘病变、糖尿病性视盘新生血管及糖尿病性视神经萎缩。

（1）非动脉炎性前部缺血性视神经病变：多见于中老年糖友，通常表现为晨起后单眼水平半侧视野缺失，伴或不伴有视力下降。所谓视野，是指眼球不动，向前注视一点，所能看到的空间范围。糖尿病患者在晚期可出现视神经萎缩，视野不可逆损伤，会使糖友无法看见一个完整的世界。

（2）糖尿病性视盘病变：多见于年轻糖友，常双眼发病，视力减退较轻，视野缺损多为弓形暗点，多无自觉症状，多数可自行缓解，遗留轻微的视神经萎缩和视野缺损，一般无须特殊治疗。如果视盘检查发现有新生血管，则需高度警惕，新生血管如同藤蔓一样不断延伸入眼内，彼此融合成簇，极易导致出血，该病进展快，视力下降明显。但如果糖友能及时到医院就诊，早期发现，眼科医生能采取有效方式进行干预，从而避免视力下降。

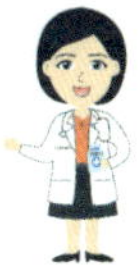

5. 糖尿病眼表疾病

（1）干眼：至少50%的糖友存在有症状性或无症状性干眼。常见的症状有眼部干涩、异物、烧灼感、眼痒、疼痛、眼红、视疲劳、视物模糊、视力波动等。

（2）糖尿病性角膜病变：包括点状角膜病变、角膜上皮糜烂和持续性角膜上皮缺损，更甚者角膜穿孔，可致永久性视力丧失。角膜病变相对于视网膜病变、白内障、青光眼，更容易被忽视，角膜知觉减退或缺失使糖友没法感知到眼部不适，从而延误最佳治疗时机。

6. 糖尿病性眼肌麻痹

糖尿病性眼肌麻痹是糖尿病神经病变累及支配眼肌的脑神经所致，好发于中老年男性。多急性起病，表现为上睑下垂，眼球活动受限，复视，单眼视物正常，可伴眶周疼痛。

7. 屈光功能改变

在高血糖状态下会出现近视，降血糖治疗过程中会出现短暂的远视，这种变化可能是急性（短期）或者是慢性（长期）的。由于屈光不正可能受血糖波动的影响，因此，对于一些存在屈光不正的糖友，尤其是血糖控制不理想的糖友，必须在血糖控制平稳后再配眼镜。

二、怎样预防和及时发现这“甜甜的忧伤”

1. 严格控制血糖、血压、血脂，健康饮食

（1）早期控制血糖稳定：将目标糖化血红蛋白（HbA1c）值设定为7.0%或更低，以及降低口血糖变异性（力争将24小时内目标血糖控制在3.9～10.0mmol/L），对延缓糖尿病眼病的进展具有确切的益处。

（2）糖尿病合并高血压者推荐将血压控制在

130/80mmHg以下。

（3）伴有高甘油三酯血症的轻度非增生型糖尿病视网膜病变可采用非诺贝特治疗。

2. 定期眼科检查

（1）筛查项目：推荐糖友首次在眼科进行全面眼部检查，眼部检查项目主要包括视力、眼压、房角、虹膜、晶状体和眼底等。

（2）筛查时机：对于2型糖友，由于起病时通常没有特殊的表现，糖尿病在诊断前很可能已存在一段时间，新诊断糖尿病的糖友视网膜病变的发生率较高。因此，2型糖友在确诊后应尽快进行首次眼底检查和其他方面的眼科检查。而对于1型糖友，在确诊5年后要做全面的眼科检查。儿童糖尿病眼病的患病率和发病率较低，对于青春期前诊断的1型小糖友建议在青春期后（12岁）开始进行眼底检查。

（韩　丽　许岭翎）

参考文献

[1] 中华医学会糖尿病学分会. 中国2型糖尿病防治指南（2020年版）[J]. 中华糖尿病杂志，2021，13（4）：315-409.

[2] 中华医学会糖尿病学分会视网膜病变学组. 糖尿病视网膜病变防治专家共识[J]. 中华糖尿病杂志，2018，10（4）：241-246.

[3] 中华医学会糖尿病学分会视网膜病变学组. 糖尿病相关眼病防治多学科中国专家共识[J]. 中华糖尿病杂志，2021，13（11）：1026-1042.

[4] 何蓓蕾，何媛. 糖尿病与非视网膜眼部并发症相关性的研究进展[J]. 国际眼科杂志，2021，21（4）：623-627.

[5] 孟倩丽，张良，谢洁. 几种糖尿病相关眼病的诊断治疗规范[J]. 眼科新进展，2022，42（4）：253-261.

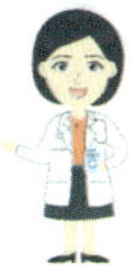

24 糖尿病对肾脏有哪些危害

老王20多年前确诊了2型糖尿病，他平时血糖控制不太理想，有一次在门诊复查时医生告诉他尿蛋白有点高，肾功能不太好，老王不明白医生的话是什么意思。医生为老王进行了详细的解释，说这些都是糖尿病对肾脏造成的损害，医学上称为糖尿病肾病。老王这才意识到糖尿病不单单是血糖高的事，非常后悔自己没有早些了解。那么，糖尿病肾病到底是怎么回事呢？下面就让我们一起来看看吧。

一、糖尿病肾病的定义

1. 肾脏有什么作用

肾脏是人体的重要器官之一，是维持生命所必需的。肾脏具有三大功能，一是滤过功能，作用是生成尿液以清除体内不需要的物质，如某些废物、毒物；二是重吸收功能，作用是保留人体需要的物质，如水分、葡萄糖、蛋白质等；三是内分泌功能，通过分泌一些激素调节人体的血压、红细胞生成、骨骼代谢等。

2. 什么是糖尿病肾病

糖尿病肾病是指由糖尿病引起的慢性肾病。长期的高血糖可导致肾脏发生病变，引起肾脏滤过功能、重吸收功能及内分泌功能受到损害，从而表现出尿液中蛋白升高、血液中肌酐升高等异常。

3. 糖尿病肾病常见吗

糖尿病肾病是糖尿病患者最常见的慢性并发症之一，

我国20%～40%的糖尿病患者合并糖尿病肾病。

二、糖尿病肾病的危害

糖尿病肾病的危害非常大。糖尿病肾病患者肾脏结构和功能发生异常，若不加干预，可逐渐进展至尿毒症期，常伴有高血压、水肿、贫血、钙磷代谢异常等并发症，需要进行透析治疗。此外，糖尿病肾病患者发生心脑血管疾病（如冠心病、脑卒中）及死亡的风险也大大增加。这些都给患者及其家庭、社会带来沉重的疾病和经济负担。

三、糖尿病肾病的诊断

1. 哪些糖友容易患糖尿病肾病

糖尿病肾病发生机制非常复杂，由许多因素共同作用导致。其中，一些因素是十分重要且可能得到纠正的，包括高血糖、高血压、高血脂、不健康的饮食和生活方式。不健康的饮食和生活方式包括肥胖、久坐、缺乏锻炼、吸烟、高脂高蛋白饮食等。因此，糖尿病患病时间长、血糖控制不佳，合并高血压、高血脂、肥胖等危险因素的糖友更容易患糖尿病肾病。

2. 如何早期发现糖尿病肾病

糖尿病肾病一旦进展到晚期则难以逆转，会给糖友带来极大的危害，因此，应该力求早筛查、早发现、早干预。在糖尿病肾病早期，糖友可能并不会觉察到任何身体上的不适，因此，不能仅靠主观感受，而应该定期进行化验检查。2型糖尿病患者在诊断时即应进行肾脏病变的筛查，以后每年至少筛查一次，1型糖尿病患者一般在诊断5年后应该进行肾脏病变的筛查。需要做的检查包括尿常规、尿蛋白/肌酐比值、血肌酐，如有异常医生可能还会根据情况进

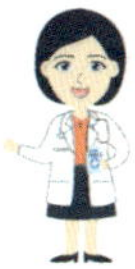

行进一步的检查。

值得注意的是，糖友出现尿蛋白、血肌酐的升高并不一定都是糖尿病肾病，也可能是其他因素引起的肾病，有时可能还需要进行肾穿刺活检来查清病因。

3. 一次尿蛋白升高就是蛋白尿吗

尿蛋白可能受到多种因素的影响，包括运动、发热、感染等，因此，医生在分析检查结果时会综合考虑影响因素。一般认为，在3～6个月内重复检查尿白蛋白/肌酐比值，3次中有2次尿白蛋白排泄增加，排除感染等干扰因素即可诊断白蛋白尿。

4. 糖尿病肾病有轻重之分吗

总的来说，尿蛋白及血肌酐水平越高，病情越重，未来发展成肾衰竭的风险越高，越应该引起重视。最严重的是肾衰竭或尿毒症期，需要进行透析治疗或者肾移植。

四、糖尿病肾病的治疗与预防

1. 得了糖尿病肾病怎么办

若糖友被医生告知出现了糖尿病肾病，首先需要保持镇定，医生会告知目前患者糖尿病肾病所处的阶段，并且会详细告知治疗方案和注意事项，糖友需要做的则是严格遵照医生的医嘱，定期复查，定期随诊。一般来说医生会告知以下措施。

（1）改善不良的饮食习惯和生活方式：戒烟，低盐饮食，对于未透析的患者建议限蛋白饮食，以优质蛋白为主，每日蛋白质摄入量为0.8g/kg体重，但是，不建议过低的蛋白质摄入。适度增加体育锻炼，避免长期久坐，对于体型肥胖的患者需要适度减轻体重。

（2）控制好血糖：糖友务必谨记将控制血糖达标有助

于延缓糖尿病肾病的发生和进展。医生会根据具体情况选择一些具有肾脏保护作用的降糖药物，一般建议糖化血红蛋白控制在7%～8%，对于年轻、低血糖风险低的患者，也可制订更严格的控制目标。

（3）控制好血压：血压控制不佳是糖尿病肾病发生和进展的重要危险因素，因此，糖友也务必控制好血压。医生会选择一些具有肾脏保护作用的降压药物，一般建议血压控制在130/80mmHg以下，也有推荐控制在140/90mmHg以下。

（4）控制好血脂、血尿酸。

（5）规律的随诊，可同时在内分泌科、肾内科门诊随诊。

2. 如何预防糖尿病肾病

其实，预防糖尿病肾病的方法与治疗方法类似。对于糖友来说，应该坚持良好的饮食习惯和生活方式，控制体重在正常范围内，将血糖、血压、血脂、尿酸控制在达标范围内，尽量减少一些额外的损伤因素（如感染、对肾脏有损害的药物等）。

最后，希望通过本节的讲解能够使糖友认识到糖尿病不仅是血糖升高，还可能对肾脏造成损害从而引起糖尿病肾病，而且，糖尿病肾病发生率高且危害巨大，糖友应该好好地重视起来。希望所有的糖友都能够在医生的帮助下管理好糖尿病，尽可能地避免糖尿病肾病的发生。

（余　洁　李　伟）

参考文献

[1] 中华医学会糖尿病学分会. 中国2型糖尿病防治指南（2020年版）

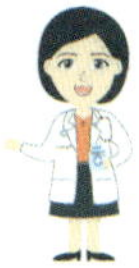

［J］. 中华糖尿病杂志，2021，13（4）：315-409.

［2］北京大学医学系糖尿病肾脏病专家共识协作组. 糖尿病肾脏病诊治专家共识［J］. 中华医学杂志，2020，100（4）：247-260.

［3］中华医学会肾脏病学分会专家组. 糖尿病肾脏疾病诊断、预后评估和生物标志物应用专家共识［J］. 中华肾脏杂志,2022,38（8）：771-784.

25 警惕了，糖友患心脏病的风险可能更高

有糖友问：自己有的时候会出现胸闷、心悸的症状，但是过了一会儿这种症状又消失了，这是因为劳累、失眠或者压力大引起的吗？

如果您也有上述的表现，请一定要重视，因为很可能是心脏出现了问题。实际上，心血管疾病是糖尿病最重要的一个并发症，也是导致糖尿病患者死亡或残疾的主要病因。很多糖友只关注自己的血糖水平，却忽视了心脏的健康情况。那么糖尿病为什么会引起心脏病？哪些表现代表可能出现了心脏问题？糖尿病心脏病又该如何预防？

一、糖尿病和心脏病：一根藤上两只瓜

既往研究显示，约有2/3的糖友因心脏病去世。临床资料证实，糖尿病患者心力衰竭的发生率是普通人群的4倍，心肌梗死死亡率是非糖尿病人群的6倍；70%～80%的糖尿病患者最终死于心血管疾病。可以说，糖尿病和心脏病就像一根藤上长出的两只瓜。

如果您患有糖尿病，那么您患心脏病或脑卒中的概率更高，而且发病的年龄可能更小。患糖尿病的时间越长，患心脏病的概率越大。所以，糖友一定要保护好心脏。

二、糖尿病为什么会引起心脏病

当血液中葡萄糖浓度较高时，血管就像泡在糖水里，会受到糖毒性的损害。糖尿病患者的高血糖状态和胰岛素抵抗会引起冠状动脉内皮功能障碍，进而导致冠状动脉循

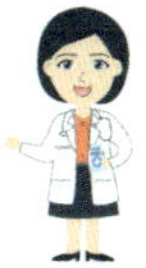

环灌注不良，冠状动脉对心脏的供血能力严重减退，致使心脏缺血、缺氧。同时，高血糖还会促进血小板活化和凝血功能异常，导致血液黏稠度增加，使患者更容易出现血栓。此外，高血糖还导致血压、血脂及血液状态的变化：高血压会增加流经血管的血液压力，加剧动脉壁的损伤；而血液中过多的脂质堆积，会在受损的动脉壁上形成斑块，最终导致患者出现心血管疾病，包括冠心病、心肌梗死、心力衰竭等。

三、糖尿病心脏病有哪些预警信号

很多时候，心脏病的发生可能并不会伴随明显的症状，从而易延误本病的及时发现和治疗。但患病后我们的身体会发出一些求救信号，以下几种表现可能就是机体发出的预警信号，糖友一定要注意了。

1. 胸痛

冠心病引发心绞痛或心肌梗死时，最常出现胸痛的症状，通常表现为活动后，甚至休息时心前区、胸骨后出现闷痛、紧缩感和压迫感。胸痛可以向背部、左臂、颈部、下颌部放射，进而出现背部疼痛、左臂疼痛、颈部疼痛、牙痛等。

2. 胸闷、憋气

糖尿病心脏病导致心肌缺血或影响心脏功能时，糖友就会感觉胸闷、气短。患者在半夜或早晨起床时，常感觉无法深呼吸，或者喘不过气来，用力或情绪激动时，胸口有压迫感，无法深呼吸，只有坐起身才能喘口气。

3. 心悸

隐匿性冠心病可不出现典型症状，而仅表现为心律不齐、心率加快。糖友可感觉安静状态下心率异常增快，心率多在90次/分以上，同时伴有心悸、胸闷、头晕等症状。

4. 直立性低血压

糖尿病性心脏病可出现直立性低血压。许多糖友起床后，常出现眼前发黑、头晕甚至晕厥。测血压时发现，由卧位到站立时收缩压下降大于20mmHg、舒张压下降大于10mmHg，这种情况临床称为直立性低血压。因此，糖友改变体位时，如从蹲着、躺着到站起来，动作宜缓，避免因低血压引发的晕厥。

5. 异常出汗

如果气温不高，也没有剧烈运动，但患者头面部、前胸、后背、手足心等部位突然大量出汗，尤其是同时伴有胸痛、胸闷、心悸等症状，需要特别警惕。因为急性心肌梗死发生时，患者可出现异常出汗的症状。

6. 恶心、呕吐等消化道症状

恶心、呕吐、腹痛等消化道症状也可以由心脏病引起，糖友出现上述症状时不可忽视，排除一些胃肠道问题时，需要考虑心脏病的可能。

四、如何预防糖尿病心脏病

糖友们该如何预防心脏病呢？最新版《糖尿病患者合并心血管疾病诊治专家共识》指出，对糖尿病合并心血管疾病的防控应采取综合管理策略，包括以下三方面。

1. 生活方式管理

《糖尿病患者合并心血管疾病诊治专家共识》建议，糖尿病患者合并心血管疾病的患者需要从健康教育、合理饮食、规律运动、戒烟、限酒、控制体重、重视促进心理健康等多方面进行生活干预。

（1）健康饮食：糖友们的饮食应做到“科学三餐，心中有数”。多吃新鲜果蔬、瘦肉蛋白和全谷物。少吃加工食品（如薯片和快餐），少喝含糖饮料，避免反式脂肪摄入。

（2）规律运动：每周应进行与心肺功能相匹配的有氧运动5次，每次至少30分钟。如无禁忌证，每周最好进行2～3次抗阻运动。中老年患者要根据身体状况坚持进行身体活动，避免久坐不动。

（3）戒烟、限酒：烟草中的有害物质加速血管的硬化和损伤，应戒烟；男性每日饮用酒精量＜25g，女性每日饮用酒精量＜15g，每周不超过2次。

（4）控制体重：应维持理想体重指数（BMI）在20.0～23.9kg/m^2。

（5）重视心理健康：保持良好的心态，缓解压力，保证优质睡眠等都有助于预防心血管并发症。

2. 血糖、血压、血脂的管理

对于糖友而言，血糖平稳是控制和预防并发症的关键要素，但同时血脂和血压也要达标。

（1）血糖：空腹4.4～7.0mmol/L、餐后4.4～10.0mmol/L、糖化血红蛋白＜7%。

（2）血压：＜130/80mmHg。

（3）血脂：应根据危险分层进行个体化管理，设定适合的血脂控制目标。例如，无合并心血管疾病的糖友低密度脂蛋白水平应控制在2.6mmol/L以下，而合并冠心病的糖友其低密度脂蛋白水平要求更严格，应控制在1.8mmol/L以下。患者应咨询专科医生进行个体化的管理。

3. 定期完善心血管检查

糖尿病患者属于心血管疾病的高危人群，因此，糖友们需要定期自我监测血压和血糖谱，并定期到医院监测以下指标：空腹血糖、胰岛功能、糖化血红蛋白、糖化白蛋白、血脂、肝肾功能、尿白蛋白/肌酐比值、眼底、心电图、颈动脉彩超、下肢血管彩超、超声心动图及肌电图等。

糖尿病与心脏疾病关系密切，因此，糖友们一定要重视心脏健康情况。对生活方式、血糖、血压、血脂、体重进行综合管理，定期进行心血管检查。“管住嘴，迈开腿”，从现在开始行动吧！

（谢子嫣　平　凡）

参考文献

[1] Emerging Risk Factors Collaboration，SARWAR N，GAO P，et al. Diabetes mellitus，fasting blood glucose concentration，and risk of vascular disease：a collaborative meta-analysis of 102 prospective studies [J]. Lancet，2010，375（9733）：2215-2222.

[2] Global Burden of Disease Collaborative Network. Global Burden of Disease Study 2019. Results. Institute for Health Metrics and Evaluation. 2020（https：//vizhub.healthdata.org/gbd-results/）.

[3] CAVALLARI I，BHATT D L，STEG P G，et al. Causes and risk factors for death in diabetes：a competing-risk analysis from the SAVOR-TIMI 53 trial [J]. J Am Coll Cardiol，2021，77（14）：1837-1840.

[4] ECKEL R H，WASSEF M，CHAIT A，et al. Prevention Conference Ⅵ：Diabetes and Cardiovascular Disease：Writing Group Ⅱ：pathogenesis of atherosclerosis in diabetes [J]. Circulation，2002，105（18）：e138-e143.

[5] 国家卫生健康委员会能力建设和继续教育中心，孙艺红，陈康，等. 糖尿病患者合并心血管疾病诊治专家共识 [J]. 中华内科杂志，2021，60（5）：421-437.

26 糖尿病足的预防和护理

足是人体的第二心脏，双足占全身体表面积不到2%，却包含了26块骨头、29个关节、42条肌肉和25条肌腱，负起支撑身体的责任，人的一生中，双足走的路大约相当于环绕地球5圈。

糖尿病足是糖尿病患者致残、致死的主要原因之一，也是造成社会沉重负担的重大公共卫生问题。早期筛查并纠正糖尿病足危险因素对避免及延缓糖尿病足的发生具有关键作用。糖友要远离“失足之痛”重在预防和护理。糖友们除控制好血糖、血脂外，无糖尿病足的患者建议大家每年定期就诊糖尿病足专科门诊，若出现周围神经病变建议患者至少每半年就诊一次糖尿病足专科门诊。除规律就医外，日常也要自行进行足部的检查及护理。

一、“例行公事”养成每天检查足部的习惯

每天脱下袜子后先观察袜子上是否有血渍及其他异常变化，检查足底、趾间等部位，如不便观察足底可请家人帮助或使用长柄镜子观察各种划痕、擦伤、水疱、发红、溃疡、感染、皮肤干燥、皲裂、鸡眼和胼胝、趾甲颜色、皮肤温度及色泽。

二、正确的洗脚方法

洗脚水不宜过热，水温可控制在37～40℃，洗脚前需用温度计测量水温，如无温度计可用手腕内侧测量水温，如糖友手有麻木感或温度觉异常可请家人帮助，洗脚5～10分钟，

不要过长时间浸泡双足，选择浅色或白色吸水性强的毛巾擦干足趾间水分，使用润肤露，注意不要涂抹足趾间或溃疡处。

三、修剪趾甲的注意事项

趾甲不宜过长，避免趾甲边缘修剪得过深，修剪趾甲的器具不要过于锐利，最好在光线比较好的地方修剪。

1. 胼胝的处理

由接受过糖尿病足专业培训的医护人员进行。胼胝形成后立即修剪，每2～3周修剪1次，建议胼胝修剪后使用减压鞋具进行减压治疗。

2. 嵌甲的处理

建议由经过专业培训的医护人员处理，包括修剪趾甲、拔甲、趾甲支架、使用化学烧灼法去除嵌甲等，不宜去公共浴室或修脚处修理。

四、戒烟

吸烟对糖尿病足的发展起着推波助澜的作用。烟草含有很多有毒有害的物质会对机体造成损伤，导致血糖控制不佳，加速糖尿病足发生。同时，吸烟还会影响血管和神经，导致微循环障碍，引起周围神经病变，出现肢端破溃、坏死，甚至截肢。

五、正确选择鞋袜

1. 选择合适的鞋

首先，建议糖友选择下午买鞋，选用大小合适、圆头、防滑、透气性好、搭扣的鞋，鞋底不宜太薄，鞋子内部应较足本身长1～2cm（鞋后帮可伸入一小指为宜），内部宽度应与足最宽处（跖趾关节部位）的宽度相等，高度应考

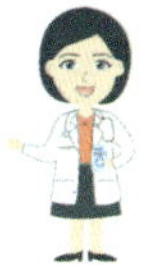

虑给足趾充分的空间。选择大小合适、圆头、防滑、透气性好、打扣的鞋，鞋底不宜太薄。厚底平底鞋为佳。鞋底厚且柔软能够使足部压力合理分布，减震效果好，鞋底太薄易造成足弓塌陷、足底疼痛不适。鞋头宽敞，且空间足够如圆形鞋头，尖鞋头易引起踇外翻，足底胼胝/鸡眼或足变形，对于活动不便或手指灵活度下降的老年人，宜选择穿脱方便的鞋。穿鞋前，应检查鞋内是否存在异物。不要穿外露脚趾的凉鞋，不要赤脚穿鞋、赤脚走路或穿袜子走路。对于新鞋，穿20～30分钟后应脱下检查双脚是否有压红的区域或摩擦的痕迹。从每天穿1～2小时开始，逐渐增加穿鞋时间，确保双足的完好。

2. 选择合适的袜子

选择棉线质地、弹性好、吸汗、透气及散热的浅色袜子，穿浅色袜子便于患者及时发现足部的破溃、渗出等异常现象，袜子要大小适中，袜口避免过紧的或有毛边的、过膝盖的袜子。如袜口过紧可在袜口的内侧剪开少许即可，糖友应每日清洗并更换袜子，不穿湿袜子。

各位糖友还需注意在日常生活中避免使用热水袋、电热毯、暖脚壶等取暖设施，也避免烤火、拔火罐、艾灸等以防烫伤。如果双足出现以下情况，请您及时到正规医院就医治疗：①有小伤口或水疱，合并感染。②下肢出现麻木、刺痛、感觉消失。③脚感发凉、趾头变色、疼痛等。④有鸡眼、胼胝。

糖尿病足的预防不只是脚的事，而是关系全身健康的事，糖友应坚持做好合理膳食、控好血糖、定期进行相关检查。千里之行，始于足下，糖尿病足的预防需要糖友和医护人员共同努力。

（李　楠　董颖越）

参考文献

[1] 中华医学会糖尿病学分会糖尿病足与周围血管病学组. 中国糖尿病足诊治临床路径（2023版）[J]. 中华内分泌代谢杂志，2023，39（2）：93-102.

性 腺 篇

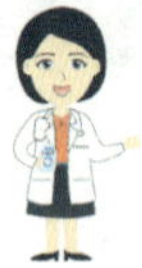

27 抢跑的青春发育：浅谈性早熟

“大夫！大夫！你快看我家宝宝，乳房变大了，是不是性早熟呀？我们还想长高呢！”

门诊一开门，就见到一位妈妈带着孩子急匆匆往诊室里面挤。不论是男孩还是女孩，在日常生活中，妈妈一看到孩子第二性征发育，往往会感觉有些措手不及。虽然说发育是生命进程中不可避免的阶段，但儿童青少年也许正在面临一个新的困境：性早熟。

一、性早熟的定义

性早熟就是青春发育提前启动，类似青春发育起跑线的抢跑。就像孩子早上起床的时间，一般大家都在7：00起床，但自己家孩子5：00就起床唱歌了，这就干扰正常的生活状态了。多种因素可影响性激素的分泌，进而引起患儿发育。一般情况下，男孩在9岁之前出现生长加速和阴毛生长，女孩在8岁之前出现乳房增大，可称为性早熟。性早熟可能会使孩子成年后终身高受到影响，还可能引起心理问题。早熟的孩子，虽身体发育显得成熟，但心智尚不健全。女性性早熟患儿易导致过早发生性行为，男性性早熟患儿可能有自制力差的风险。

二、性早熟的表现

除身高增长速度加快外，性早熟的患儿可出现阴毛、腋毛生长。男孩可出现睾丸和阴茎增大，女孩可出现乳房发育和月经来潮。

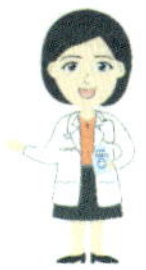

在判断青春发育症状方面，家长朋友们需注意以下3点。

1. 长胡须不等于性早熟

不管男女，在7～9岁会出现唇上细小柔软胡须。这是正常现象，因此，不可将上唇出现细小胡须视为性早熟证据。

2. 乳房增大不等于性早熟

随着生活水平的提高，许多宝宝出现了超重和肥胖。一些“肉嘟嘟”的孩子会出现乳房增大。这种偏大与脂肪局部堆积有关，因此需要认真进行鉴别。女孩真正的乳房发育一般有如下特点：乳房中可触及小乳核、胀痛、乳房增长速度较快。因此，单纯乳房隆起不可被视为性早熟证据。

3. 身高增长加速不完全等于性早熟

身高增长速度为重要生长发育监测指标，受遗传、睡眠、饮食、运动等多因素影响。

在诊断性早熟时，需充分考虑患儿临床症状。因此，家长如发现孩子有青春发育征象，应及时带孩子到医院进行评估。

三、性早熟的病因

性早熟可分为中枢性性早熟（真性性早熟）及外周性性早熟（假性性早熟）。

1. 真性性早熟

可出现下丘脑-垂体-性腺轴启动，相当于从上级（大脑）向下级（睾丸或卵巢）传达命令，让下级产生雄激素或者雌激素，大部分性早熟都属于这种类型。主要病因往往在大脑内部，如颅内肿瘤。所以，此时患儿需要做垂体磁共振成像来看清楚有没有肿瘤或者其他病变在大脑垂体中作怪。颅内肿瘤方面，以下丘脑错构瘤、脑积水、1型神经纤维瘤病、脑炎等最为常见，我院也曾有颅咽管瘤引起中枢性性早熟的个案报道。但其中绝大部分患儿的磁共振成像并不会发现异常，称为特发性真性性早熟，所谓特发性就是病因不完全明确，目前已经清楚其发生与家族遗传、后天肥胖、不良生活方式、心理压力等多种因素都有一定联系。

2. 假性性早熟

虽然叫“假性”，但并不是说患儿没有出现性早熟，而是指这类疾病不同于真正的青春发育，不需要大脑发出命令，是睾丸或卵巢自己不受控地产生了性激素，或人体其他部位发生疾病产生了性激素。常见病因有体内出现产生性激素的肿瘤、先天性肾上腺增生症、孩子偷吃避孕药等。

四、性早熟的诊断

除基本的病史采集及查体外，为明确性早熟病因及“对症下药”，患儿常需完善以下检查。

1. 骨龄相

骨龄相检查评估患儿骨骼成熟度。如骨龄大于实际年龄超过1岁，被视为骨龄提前。

2. 性激素水平

性激素包括卵泡刺激素（FSH）、黄体生成素（LH）、雌二醇（E_2）和睾酮（T）等。性早熟患儿性激素水平常显著高于同龄的健康儿童。这是评价是否出现性早熟的最重要指标。

3. 子宫及双附件超声

子宫及双附件超声检查可帮助明确有无子宫和卵泡

发育。

4. 垂体磁共振成像检查

有些中枢神经系统疾病会引起真性性早熟，虽然并不常见，但有时需要做这个检查来明确。

五、性早熟的治疗

如果发现肿瘤或者其他疾病导致性早熟，需要针对肿瘤进行治疗。

对于发育太早或太快的患者，可以用药物治疗抑制发育速度。就像车速过快，踩上一脚刹车就是最简单的治疗方案。

对于真性性早熟，用来“刹车”的药物就是临床常用的GnRH类似物（GnRHa）。常用的药品为亮丙瑞林和曲普瑞林。GnRHa通过降低LH和FSH，达到抑制性腺轴、降低性激素的目的。这个药物会直接“告诉”大脑，不要再给卵巢和睾丸发送信号了。用药后，卵巢和睾丸这两个工厂就“断电”，不能生产雌激素和睾酮，青春发育也就停止了。在6～12个月后，药物一停，“工厂”又“通电”了，又能逐步恢复“生产”。所以，这个药物几乎没有副作用，就是给“工厂”临时“断电”。

性激素降低，青春发育停止，会推迟骨骺闭合，为身高增长争取时间。另外，性征发育暂停会减少性早熟给患者和家属带来的心理冲击。

单用GnRHa不会改善性早熟患儿的成年终身高，尤其是对骨龄较大的患儿。骨龄越大，患儿的生长空间越少。身高的变化在个体之间存在很大差异。经GnRHa治疗后，多数患者由于性激素水平下降，导致生长速度逐渐减慢。所以，为了获得更好的生长速度，很多患儿会选择使用生长激素。

总之，性早熟的诊断和治疗是一个非常复杂的临床问题，性早熟对身高的影响也存在很大的个体差异，因此，不同的医生会提供不同的治疗建议。就像同样是早上过早起床的孩子，如果不影响正常的生活，就不需要治疗。因此，当孩子出现性早熟，需要父母、孩子和医生共同商议，来确定下一步的治疗方案。医患共同携手，杜绝孩子青春发育起跑线上的“抢跑”！

（张君宜　伍学焱）

参考文献

［1］吴洁，朱丽萍，吴久玲，等. 女性性早熟的诊治共识［J］. 中国妇幼健康研究，2018，29（2）：135-138.

［2］梁雁，杜敏联，罗小平. 中枢性性早熟诊断与治疗共识（2015）［J］. 中华儿科杂志，2015，53（6）：412-418.

［3］LI S，WANG X，ZHAO Y，et al. Combined therapy with GnRH analogue and growth hormone increases adult height in children with short stature and normal pubertal onset［J］. Endocrine，2020，69（3）：615-624.

［4］黄奇彬，茅江峰，王曦，等. 第560例矮小—睾丸增大—生长加速—颅内囊性占位［J］. 中华医学杂志，2022，102（30）：2378-2380.

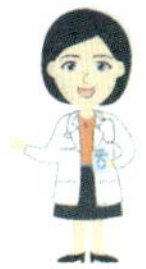

28 如何知道孩子的青春期启动了

一、什么是青春期

青春期介于儿童期和成人期之间，是人一生中生长发育的重要时期，在青春期，孩子的第二性征开始逐渐出现，直到体格发育完全停止及心理行为发育接近成熟。女孩青春期通常在8～11岁开始，男孩则在10～13岁时开始。

二、如何知道青春期是否启动

目前最常使用的评判标准是用性发育情况来评价青春期是否启动。对于男孩来说，睾丸体积增大超过3～4ml作为男孩青春期启动的标志，继而阴茎也开始增长、增粗，阴毛、腋毛、胡须和喉结等易于辨认的第二性征发育征象也相继出现。男孩睾丸的增大往往需要医生判断，通常是采用模型比较（睾丸计）的方法，家长在家中难以准确测量。

对于女孩来说，乳房的发育是青春期发育启动的征象。在早期乳房发育不易察觉，乳晕下方的小隆起如不仔细观察，很可能会被忽略，可能有的孩子只会述说胸部胀痛或者和衣服摩擦有不适感，同时在冬季穿衣物较多时，乳房发育也不易被察觉。继乳房发育后，女孩会出现阴毛、腋毛的增长，出现皮肤多油和痤疮等情况。女孩的卵巢也会逐渐发育增大，在雌激素的刺激下，阴道黏膜开始分泌一种白色无异味的分泌物，这种生理性白带通常出现在月经初潮前6～12个月。

上面说到的这些青春期启动的早期表现，对于家长来说可能不易识别，有时在医生看来也模棱两可，不便判断，这时候可以结合一些激素化验、骨龄帮助判断。生活中部分家长没有关注孩子的生长发育，认为男孩变声、女孩来月经这些明显发育的表现才是青春期，导致没有及时识别孩子的过早发育，进而错过了良好的治疗时机。

性发育的情况会存在个体差异，内分泌科医生会通过体格检查将青春期外生殖发育的情况分为5期，也就是著名的Tanner分期（图14），1期代表青春期前，5期代表成人期。一般来说，每个分期历时0.5～1年，家长可以参照示意图，以此初步判断孩子的性发育情况。对于Tanner分期两个分期之间进展时间短于半年的孩子，需要格外关注骨龄进展的情况，以防生长速度过快，骨骺过早愈合而影响终身高。

三、青春期身高生长情况

青春期是仅次于婴儿期的第二个身高快速生长时期，女孩在乳房发育后，男孩在睾丸增大后身高开始加速生长，这种身高的突增通常持续2年，在青春期中期达到最快，此后生长速度迅速减慢。女孩的年平均增长身高为8～9cm；男孩的年平均增长身高为9～10cm。值得注意的是，过早的开始青春期，也就是我们说的性早熟，会导致骨骺生长板提前闭合，虽然早期身高增长较快，但同时身高生长也会较早停止，最终导致成年身高会比较矮。

四、青春期心理行为情况

青春期的孩子也会出现心理特征的重大蜕变，具体表现为自我独立意识增强，渴望拥有自己独立的话语权。同时，孩子的羞耻感和荣誉心变强，隐私意识凸显出来，开

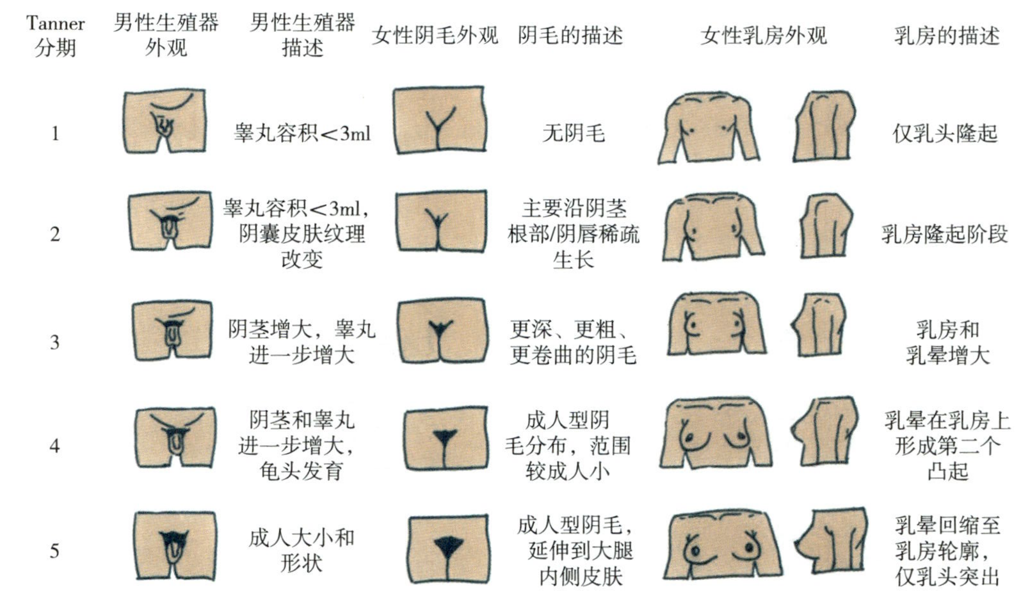

Tanner分期	男性生殖器外观	男性生殖器描述	女性阴毛外观	阴毛的描述	女性乳房外观	乳房的描述
1		睾丸容积<3ml		无阴毛		仅乳头隆起
2		睾丸容积<3ml，阴囊皮肤纹理改变		主要沿阴茎根部/阴唇稀疏生长		乳房隆起阶段
3		阴茎增大，睾丸进一步增大		更深、更粗、更卷曲的阴毛		乳房和乳晕增大
4		阴茎和睾丸进一步增大，龟头发育		成人型阴毛分布，范围较成人小		乳晕在乳房上形成第二个凸起
5		成人大小和形状		成人型阴毛，延伸到大腿内侧皮肤		乳晕回缩至乳房轮廓，仅乳头突出

图14 青春期性发育分期（Tanner分期）

始拥有自己的秘密。此外，青春发育期的孩子开始关注自我形象，性心理得到发展。父母应当保持平和的心态，理解接纳孩子，改变居高临下的大人态度，努力成为孩子的良师益友。

花开有落时，青春不待人，青春期作为生长发育的重要时期，对于孩子的生长发育有重要意义，家长朋友要擦亮我们的双眸，善于观察孩子青春期性发育征象的出现，观察孩子身高是否出现突增情况，注意孩子心理行为的变化。青春期发育是孩子成熟的重要阶段，过早和过晚的发育都可能影响孩子的健康，甚至可能是某些特殊疾病的表象。因此，在此提醒家长们要关注孩子的生长发育，及时识别孩子青春期启动征象，陪伴孩子快乐安全度过青春期。

（张　伟　王　曦）

参考文献

[1] BRADLEY S H，LAWRENCE N，STEELE C，et al. Precocious puberty [J]. BMJ，2020，368：l6597.

[2] JEROME FS Ⅲ，ROBERT L B. 生殖内分泌学 [M]. 7版. 乔杰，译. 北京：科学出版社，2019.

29 一寸“骨龄”一寸金，寸金难买寸“骨龄”

孩子长高的秘密藏在“骨龄”里，彻底了解骨龄，有助于成功帮助孩子长高。

一、什么是骨龄

首先，我们要区分两个不同的概念，骨龄和年龄。

骨龄，即骨骼测定年龄，是评价骨骼成熟程度的重要指标。

年龄，即生活测定年龄，是指出生时间到目前阶段的年龄。

在大多数儿童的成长过程中，骨龄＝年龄（上下波动不超过1岁）。但是，由于多种因素（饮食、运动、睡眠等）影响，儿童实际测得的骨龄与年龄存在差异，可表现为骨龄提前或骨龄落后，这两种情况都可导致终身高受损。

二、骨龄怎么测

骨龄的测量，基于X射线的面世。X射线是由德国物理学家伦琴于1895年发现的，并于1901年获得首届诺贝尔物理学奖。根据“X射线能够穿过软组织，但会被骨头和金属吸收”这一有趣的特性，他给其夫人的手留下了一张珍贵的照片，这也是世界上第一张X线片。

日前最常用的骨龄测量方法为骨骼X线检查，也称“骨龄片”。拍摄时选择左手和手腕为照射部位，指导孩子四指并拢，分开大拇指，和示指保持60°，“咔嚓”1秒，骨龄片就拍摄完成了。

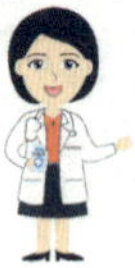

对于初次检查骨龄片的孩子，在检查前需要告诉他，拍骨龄片就和平时拍照一样，不疼不痒，不必害怕。

对于带孩子检查骨龄片的家长，也不必担心骨龄拍摄会对孩子造成辐射伤害，其实，拍摄骨龄片非常安全。通常来说，儿童骨龄X线片照射时间很短，并且辐射剂量仅有0.01毫希伏（辐射量微乎其微）。同时，拍摄时会避开孩子的脑部、甲状腺、性腺等关键部位，所以，测量骨龄时X线辐射对身体的影响几乎可以忽略不计。

三、骨龄怎么看

测骨龄，即将“待测儿童的骨龄片”与“标准年龄/骨龄样本中儿童的骨龄片（骨龄标准）”进行匹配，从而得到待测儿童的骨龄。骨龄的判读有多种方法，如常用的中华-05计分法、G-P图谱法、TW3法等。以中华-05计分法为例，通过对手部多个部位的骨骺形态、愈合程度进行评价赋分，综合得出骨龄结果。G-P图谱法则是对照标准图谱，选择出最接近的骨龄。对于同一张X线片，不同的骨龄判读标准得出的结论常有差异。不同骨龄判读方法建立的年代、人群不同，加上每个儿童骨龄有其个体特殊性（如不同骨骼的成熟度不同），就会造成这一现象。此时就需要有经验的医生综合儿童的整体情况，如青春发育程度、身高生长速度、骨龄进展快慢、遗传潜力等来决定下一步的处理方法。

四、谁该查骨龄

如果有以下情况，建议为孩子进行骨龄检查。

1. 身高太高/太矮

与同种族、同性别、同年龄的正常人群平均身高相比，孩子低于第3百分位数或高于第97百分位数。

举个例子，班级平均每100名学生，从矮到高排，前三名或后三名，需及时测骨龄。

2. 身高增长速度过快/过慢

正常的年生长速度：（2～4岁）5.5～9.0cm；（4～6岁）5.0～8.5cm；（6岁至青春期）男孩：4.0～6.0cm，女孩：4.5～6.5cm。

当儿童偏离上述生长速度，即身高增长速度过快/过慢，需及时测骨龄。

3. 身高偏离父母遗传靶身高

儿童的遗传靶身高计算（6岁以上）：女童遗传靶身高预测公式为：（母亲身高＋父亲身高－13cm）÷2；男童遗传靶身高预测公式为：（父亲身高＋母亲身高＋13cm）÷2。计算结果上下浮动5cm均属正常范围。

当儿童预测终身高偏离遗传靶身高，需及时测骨龄。

4. 第二性征出现过早/过晚

正常青春启动时间（第二性征出现时间）女性在8～13岁，男性在9～14岁。若早于或者晚于这个时间段，考虑性早熟或青春发育延迟，需及时测骨龄。

5. 体型/身材不匀称

若孩子存在四肢短小、骨骼畸形、超重肥胖及营养不良等情况，需及时测骨龄。

骨龄是测定孩子生长潜力和发育状态的重要标尺。如家长发现或怀疑自己孩子生长发育异常，可就诊内分泌科，医生会根据孩子临床表现和体格检查结果，做出综合判断，然后再决定是否为孩子进行骨龄检测。因此，儿童生长发育需要家长和医护共同协作。家长们应当抓住身高增长的黄金时期，避免孩子输在身高的起跑线上。

（朱伊祎　伍学焱）

参考文献

[1] HEYWORTH B E，OSEI D A，FABRICANT P D，et al. The shorthand bone age assessment：a simpler alternative to current methods [J]. J Pediatr Orthop，2013，33（5）：569-574.

[2]《中华儿科杂志》编辑委员会，中华医学会儿科学分会儿童保健学组. 中国儿童体格生长评价建议 [J]. 中华儿科杂志，2015，53（12）：887-892.

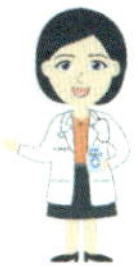

30 闻香识女人，是电影还是现实

“大夫，您好”，一个纤细的声音从门口传来，抬头看见一名身高1.8米、四肢纤细、皮肤白皙的男孩子站在门口。

他叫小张，今年20岁，是一名大一学生。他发现自己和同龄的男性不一样，没有喉结，没有胡须和体毛，外生殖器也像孩童时一样稚嫩。身体的变化让小张一直小心翼翼地生活，上厕所只能去最角落的地方，遇到喜欢的女生也不敢追求，长时间的精神压力让小张的心理负担越来越重，因此，他选择来医院看病，以解决困扰他多年的问题。医生问诊时发现小张对气味也不敏感，通过完善相关检查，小张被诊断为“卡尔曼综合征”。

一、什么是卡尔曼综合征

卡尔曼（Kallmann）综合征是一种先天性疾病，是由下丘脑功能障碍导致促性腺激素释放激素（GnRH）分泌不足，进而无法刺激垂体分泌促性腺激素（黄体生成素和卵泡刺激素），引起性腺功能低下，主要表现为青春发育延迟和嗅觉减退或消失。该病由美国遗传学家Franz Josef Kallmann首次报道，因此以他的名字命名。该病男性发病率为1/8000，女性中相对少见。

二、卡尔曼综合征的病因是什么

卡尔曼综合征可以呈家族性，也可以是散发性的。目前认为，该病的发生是由于调控性发育的GnRH神经元因为某些基因的突变不能正常迁移到下丘脑，或不能正常发挥

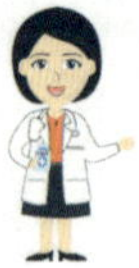

作用，同时与GnRH神经元“结伴而行”的嗅神经元也受到影响，导致下游激素分泌缺陷和嗅觉功能减退。

大部分患者的致病基因目前并不明确，由于临床表型和基因型存在复杂的关系，目前难以在患者中准确推断其后代患该病的风险。

三、卡尔曼综合征有何表现

男性患者由于缺乏雄激素，患者可出现小阴茎、小睾丸和青春发育延迟等表现。由于患者雄激素缺乏，所以肌肉量少，皮肤细腻。女性患者缺乏雌激素、孕激素则表现为乳腺不发育、外生殖器幼稚和原发性闭经，同时患者还伴随嗅觉减退。

在青春期，个体生殖器和第二性征的发育依赖性激素的作用，同样地，身高的快速增长及后续骨骺闭合、骨骼定型也都是在性激素的作用下完成的。因此，卡尔曼综合征患者不仅没有正常青春期身高快速增长的阶段，骨骺闭合也会延迟，可致身高持续缓慢生长，如不及时治疗，终身高往往会超过同龄人。但这并不是好事，因为这类人群身材比例和骨骼质量是不正常的。部分患者还会出现面中缺陷（唇裂、腭裂）、听力异常、运动障碍、肾脏发育异常等问题。

四、卡尔曼综合征怎样治疗

卡尔曼综合征的治疗通过模拟生理的性激素，使患者出现正常的第二性征发育，重现正常的青春发育过程。经过治疗，多数患者可获得生育的能力。下面介绍卡尔曼综合征的常见治疗方式。

1. 补充性激素

对于暂无生育要求的患者，可以应用性激素替代治疗，促进生殖器成熟和第二性征发育。男性常用十一酸睾酮胶丸和十一酸睾酮注射制剂，女性则选择口服或外用的雌激素、孕激素。用药后男性阴茎增大，勃起次数增多，阴毛生长，外貌逐渐变成成熟男性；女性乳房发育，子宫成熟，可维持规律的阴道出血。

2. 促进生育治疗

男性患者可选择绒促性素/尿促性素联合治疗（简称双促治疗），或脉冲式GnRH泵治疗，通过治疗不仅能促进自身睾丸分泌睾酮，还可以促进精子产生。70%～80%的患者在用药半年至2年内可产生精子。女性可选择促性腺激素促排卵治疗，但用药和检测方案均与男性大不相同，女性同样也可以选择更为生理的GnRH泵治疗。

脉冲式GnRH泵治疗适用于垂体存在足够数量促性腺激素细胞的患者。通过微小泵脉冲式皮下注射GnRH，模拟下丘脑生理性GnRH释放，促进垂体分泌促性腺激素，进而促进患者性腺发育和生育功能恢复。

GnRH泵由皮下注射装置、一次性输液管、一次性输药器和机械泵系统组成，患者只需要将细小的针头植入皮下，机械泵就可以按预设的模式将GnRH脉冲式输入体内，不仅便携还不影响患者正常的工作与生活。

经过一段时间的双促治疗，小张的身体很快出现了变化，阴毛开始生长、眉毛也变得浓密，外生殖器尺寸也开始变大，声音也不像之前那样纤细了。

20岁的小张终于迎来了他的青春期！

“谢谢你，大夫”，小张紧紧握着医生的双手，脸上多了一份自信与阳光，少了曾经的胆怯与彷徨。

（刘宏颖　伍学焱）

参考文献

[1] 中华医学会内分泌学分会性腺学组. 特发性低促性腺激素性性腺功能减退症诊治专家共识[J]. 中华内科杂志，2015，54（8）：739-744.

[2] DWYER A A，RAIVIO T，PITTELOUD N. Gonadotrophin replacement for induction of fertility in hypogonadal men [J]. Best Pract Res Clin Endocrino Metab，2015，29（1）：91-103.

[3] YOUNG J，XU C，PAPADAKIS G E，et al. Clinical Management of Congenital Hypogonadotropic Hypogonadism [J]. Endocr Rev，2019，40（2）：669-710.

[4] WIERMAN M E，KISELJAK-VASSILIADES K，TOBET S. Gonadotropin-releasing hormone（GnRH）neuron migration：initiation，maintenance and cessation as critical steps to ensure normal reproductive function [J]. Front Neuroendocrinol，2011，32（1）：43-52.

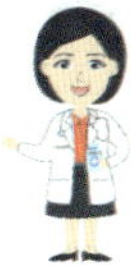

31 雄激素：男性健康的支撑点

雄激素造就了男性伟岸的身躯、坚硬的骨骼、抖擞的精气神，是撬起男性健康的支点。生活中有一些健美男士为了增肌而注射雄激素。除维持第二性征、增加肌肉含量外，雄激素与男性各个系统都密切相关。那么，雄激素对男性健康到底有哪些益处？外源性补充雄激素又有哪些副作用呢？

一、雄激素从何而来

男性体内95%以上的睾酮从睾丸分泌而来，循环中作用更强大的双氢睾酮多是由睾酮转化而来的。睾酮就像“人民币”，可以直接发挥生理作用，同时也可转变为“外币”双氢睾酮发挥相应作用。睾丸内的间质细胞，是合成和产生雄激素的主要“工厂”。

二、雄激素有哪些生理作用

雄激素可以直接影响人体内所有系统。雄激素对体成分（脂肪、肌肉、骨骼）、造血、凝血、物质代谢（糖和蛋白质代谢）及心理认知行为都有明显的作用（图15）。

1. 助力男性性发育、促进精子产生

大约孕8周时，含Y染色体胚胎的原始性腺已经分化成睾丸，开始合成和分泌睾酮。睾酮是建造男性内外生殖系统的“施工队”，在它的作用下，男性逐渐出现阴茎、男性尿道和前列腺。到了青春期，随着下丘脑-垂体-性腺轴的苏醒，睾丸增大，产生更多的睾酮，可促进阴茎长大、胡

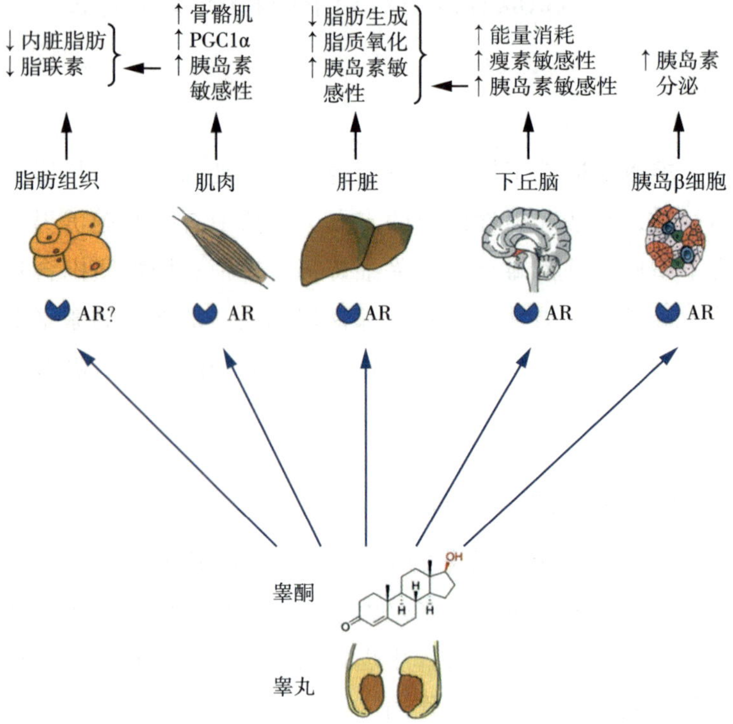

图15　睾酮可作用于全身多个器官

注：AR，雄激素受体。

须生长、肩部变宽和肌肉生长等雄性特征的出现。同时，睾丸内也开始产生大量精子。

2. 减少脂肪、增加肌肉、增加骨量

男性的脂肪比女性少，但肌肉含量和力量明显多于女性。雄激素通过增加肌肉细胞增殖、增大，促进间充质多能细胞向成肌谱系分化，增加肌肉含量，改善体成分。雄激素在骨骼生长发育及骨量维持方面发挥重要作用。雄激素及还原产物双氢睾酮，直接作用于骨膜和骨小梁的雄激素受体增加骨宽、增加小梁骨厚度。此外，雄激素的芳香化产物雌激素，可刺激骨膜和骨小梁形成、抑制破骨细胞分化从而减少骨吸收。

3. 改善代谢和生活质量

雄激素可减轻炎症状态，降低代谢综合征和心血管疾病发病率，减轻血脂异常和胰岛素抵抗，通过改善情绪、精力、认知能力来提高生活质量和幸福感。

三、雄激素缺乏的病因和临床表现

很多疾病都可以导致男性雄激素缺乏。其中，最常见的是老龄化。随着年龄的增长，多数老年男性睾酮水平逐渐降低。其他病因还包括肥胖、鞍区术后、睾丸本身病变或损伤、过度运动和营养不良等。

男性青春期前，雄激素缺乏者可仅表现为小阴茎。一些存在先天性疾病的患者还可出现双侧隐睾。青春期以后，雄激素缺乏可表现为第二性征不发育、性欲低下、无精症、肥胖、胰岛素抵抗、代谢综合征和骨量减少等。

四、补充雄激素有副作用吗

最常见的与睾酮补充相关的副作用有红细胞增多症、粉刺、油性皮肤及乳房疼痛等。此外，还可致男性乳房发育。

适宜剂量的睾酮替代治疗有益于心血管系统，但长期补充睾酮是否会致心脏疾病风险目前仍不确定，目前缺乏在男性中进行的睾酮治疗对动脉粥样硬化进程及心血管事件发生率影响的随机对照研究。

此外，目前也没有证据表明睾酮治疗会导致前列腺癌。但是，由于雄激素替代可增加前列腺体积，所以，对于良性前列腺增生的患者，在进行睾酮治疗需要监测尿路梗阻症状或者避免睾酮治疗。

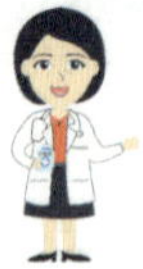

睾酮治疗增加红细胞数目具有剂量依赖性。有临床意义的红细胞增多症在合并睡眠呼吸暂停、严重吸烟史或慢性阻塞性肺疾病患者中较常见。若患者的血细胞比容超过54%，则应考虑停止睾酮治疗。

雄激素是撬动男性健康的支点。缺乏雄激素可引起第二性征发育异常、无精症，甚至全身代谢异常，包括肌肉、脂肪、骨代谢异常等，从而严重降低生活质量。存在鞍区术后、睾丸病变或损伤的患者，性欲低下、无精症的患者，以及隐睾、小阴茎、第二性征不发育者，都需要前往内分泌专科进行相应的专业评估，并根据病因予以个体化的治疗。让我们一起携手，共建男性健康！

（张　睿　伍学焱）

参考文献

[1] BASARIA S. Male hypogonadism [J]. Lancet, 2014, 383 (9924): 1250-1263.

[2] NAVARRO G, ALLARD C, XU W, et al. The role of androgens in metabolism, obesity, and diabetes in males and females [J]. Obesity (Silver Spring), 2015, 23 (4): 713-719.

[3] SCHIFFER L, ARLT W, STORBECK K H. Intracrine androgen biosynthesis, metabolism and action revisited [J]. Mol Cell Endocrinol, 2018, 465: 4-26.

[4] TRAISH A M. Benefits and health implications of testosterone therapy in men with testosterone deficiency [J]. Sex Med Rev, 2018, 6 (1): 86-105.

[5] KUPELIAN V, CHIU G R, ARAUJO A B, et al. Association of sex hormones and C-reactive protein levels in men [J]. Clin Endocrinol (Oxf), 2010, 72 (4): 527-533.

32 您是否知晓补充雄激素对于增肌的利与弊

如果您是一位健身爱好者，一定知道练肌肉需要付出多大的努力，作为刚入门的健身小白，笔者很羡慕那些精致如雕刻一般的肌肉线条。在健身爱好者圈中，“促睾”一词受到广泛热议，一次次卧推、一次次负重硬拉，在感慨于负重量大的同时，也羡慕着一个个挥洒汗水的男性们。相比于女性，男性增肌的速度常常让人羡慕，莫非这和他们体内的雄激素有关？下面将通过四方面来介绍雄激素与肌肉的密切关系。

一、雄激素的前世今生

关于雄激素的记载早已有之，宋代沈括的《苏沈良方》有关于“秋石”的记载，英国学者李约瑟将“秋石”列为中国古代科技的26项发明之一。秋石是从尿液中提取的药物，据说服之可“长生不老”。

1849年，德国哥廷根的Arnold A. Berthold教授注意到公鸡鸡冠的生长发育与睾丸的生长发育有关。

1927年，美国芝加哥大学生理化学教授Fred Koch和他的助手将牛睾丸提取物多次注射到摘除睾丸的公鸡体内，结果公鸡重新获得雄性特征。

20世纪30年代，随着有机化学的发展，甾醇物质的研究不断深入，1931年，德国化学家Butenandt从大量尿液中分离出雄激素——雄甾酮。

1935年，科学家Darid和他的同事从牛睾丸中分离出一种结晶纯的物质，命名为睾酮。同年，Butenandt也用化学方法把雄甾酮转化成睾酮。1939年，Butenandt和Ruzicka共同获得诺贝尔化学奖。

20世纪50～60年代，研究就已经发现雄激素可促进蛋白质合成。同时，雄激素被广泛应用于临床，帮助睾丸切除患者维持性功能。

目前，雄激素常被用于治疗以下疾病：男性性腺功能减退的替代治疗、功能性子宫出血、再生障碍性贫血、蛋白质合成代谢或吸收不足等，还用于如严重烧伤、手术后慢性消耗性疾病、性腺功能减退导致的男性骨质疏松症等。

二、雄激素的作用及副作用

研究显示，雄激素对于肌肉组织具有重要作用，通过促进蛋白质合成代谢，雄激素能够有效增加肌肉质量和肌肉力量，改善肌功能。雄激素还具有如下多种生理作用，对于维持男性第二性征和生活质量至关重要。此外，适量的雄激素对于女性生理健康，也是不可或缺的（表9）。

表9　雄激素的作用

性别	作用
男性	决定生殖器的分化 刺激男性性器官的发育 促进和维持性功能 刺激和保持第二性征的出现 促进精子的生成 促进蛋白质的合成
女性	促进雌激素的合成 维持女性正常生殖功能 保持女性阴毛、腋毛、肌肉及全身的正常发育 青春期生长迅速

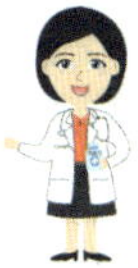

值得关注的是，长期雄激素治疗具有引发如下多种不良反应的可能（表10），因此，若需补充雄激素应在医生的指导下科学使用。

表10 使用雄激素可能的副作用及并发症

	可能的副作用及并发症
心血管	冠心病 心脏肥大 血脂异常 凝血异常 红细胞生成 高血压
感染	注射部位局部脓肿 共用针头导致HIV感染、乙型肝炎、丙型肝炎 化脓性关节炎
神经精神方面	重度心境障碍 易怒、暴躁 焦虑、抑郁
男性（生殖）	性腺功能减退症（停用外源性雄激素后） 男性乳房发育 痤疮 骨骺提前关闭（青春期结束前使用） 前列腺问题（患前列腺癌风险增高）
女性（生殖）	痤疮 声音低沉 月经稀发或闭经
肝脏（口服17α-烷基化雄激素）	血清肝酶浓度升高 胆汁淤积性黄疸 肝紫癜病（特征为充满血液的肝囊肿）

三、雄激素对于肌肉的影响

大量研究显示，雄激素能够有效增加肌肉质量和肌肉力量。成年男性中，血清睾酮水平越高，肌肉质量越多，肌肉力量越强。人体血清睾酮越高，越有利于增肌减脂。

一项安慰剂对照研究中，将43例正常男性随机分为以下4组：力量训练加每周1次的600mg庚酸睾酮治疗、力量训练加安慰剂、庚酸睾酮、安慰剂。结果显示，无论是运动组还是非运动组男性，睾酮治疗均增加了肌肉质量，且运动组的肌肉质量增加更多。研究者表示，该研究不能证明在运动中使用合成代谢雄激素类固醇是合理的，因为长期使用超大剂量雄激素，可能对心血管系统、前列腺、脂质代谢和胰岛素敏感性有潜在不良影响。此外，在体育运动中使用任何提高成绩的兴奋剂都会引起道德问题。但对癌症恶病质、人类免疫缺陷病毒引起的慢性消耗性疾病患者，补充睾酮可能产生有利影响。

此外，正常男性应用雄激素会抑制促性腺激素分泌，抑制自身内源性的睾酮合成和精子生成功能，尤其长期使用雄激素，可能导致睾丸萎缩，生育力大大减弱，因此，不建议正常男性额外补充雄激素。

因此，科学健身，健康为先。雄激素类药物（包括合成代谢类固醇）主要用于治疗某些特定疾病，如原发性或继发性性腺功能减退症、某些消耗性疾病及与雄激素缺乏相关的骨质疏松症等。建议患者在医生的指导下，合理使用雄激素，医生会给予个体化的剂量和疗程。

1. 雄激素的禁忌证

①确诊或疑似前列腺癌患者。②未控制的前列腺增生，伴严重排尿困难或尿路梗阻者。③未控制的充血性心力衰竭或肝功能障碍者。④未良好控制的高血压患者。⑤伴有心力衰竭风险的患者。⑥未得到控制的睡眠呼吸暂停综合征患者。⑦孕妇。

2. 慎用人群

①高血压、心脏病或其他心血管疾病患者。②肝脏或肾脏功能不全的患者。

此外，未经医疗指导而滥用雄激素会产生许多严重的副作用，包括肝脏毒性、心血管问题、内分泌系统紊乱（如睾丸萎缩、精子生成减少导致不育）、情绪变化及停药后的“反弹效应”等。因此，出于增肌目的而擅自使用雄激素存在诸多风险，不符合健康增肌的原则。

四、科学增肌方法

1. 多做重量训练或负荷运动

力量训练有助于刺激肌肉生长，增加肌肉质量。您可选择哑铃、杠铃或机器来进行训练，多关节参与的复合动作能带动多个肌群的发展，在力量训练时，需要逐渐增加强度和难度。

2. 选择富含蛋白质的饮食

推荐多食富含蛋白质的食物，如鸡胸肉、鱼肉、牛肉和豆类。需要注意饮食的平衡和多样性，蔬菜、水果、谷物粗粮都要合理补充，以确保身体获得足够的营养和能量。

3. 劳逸结合

在肌肉训练时，要注意给肌肉充分休息的时间。建议每次进行大肌群训练后需要休息3天时间，每次进行小肌群训练后需要休息2天时间，再开启下一轮训练。

4. 多样化的训练方法

采用多样化的训练方法，如固定器械、自由器械等，以刺激不同部位的肌肉生长。

5. 坚持训练

建议持之以恒地锻炼，因为增加肌肉质量需要时间和努力。

总而言之，健身需要方法，更要讲究科学。对于正常男性，额外补充雄激素增肌弊大于利，否则可能引发多种健康隐患，增肌者应该避免急于求成。而对于性腺功能减退的男性或其他具有雄激素治疗适应证的患者，在内分泌医生指导下，进行合理的雄激素治疗，可能有所获益。

（李　婷　茅江峰）

参考文献

[1] 张大庆. 科学技术与20世纪的医学［M］. 2版. 太原：山西教育出版社，2008.

[2] 张大庆，和中浚. 中外医学史［M］. 北京：中国中医药出版社，2005：206.

[3] PARKINSON A B，EVANS N A. Anabolic androgenic steroids：a survey of 500 users［J］. Med Sci Sport Exer，2006，38（4）：644-651.

[4] SHALENDER BHASIN S，STORER T W. The effects of supraphysiologic doses of testosterone on muscle size and strength in normal men［J］. N Engl J Med，1996，335：1-7.

[5] MELNIK B C. Androgen abuse in the community［J］. Curr Opin Endocrinol Diabetes Obes，2009，16（3）：218-223.

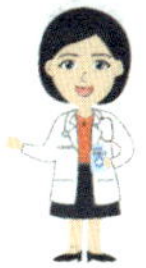

33 男人亦可柔情似水：浅谈女性激素对男性的影响

雌激素俗称为女性激素，它能够促进子宫生长发育、乳房增长、维持正常月经。但实际上，女性激素并不是女性所独有的，男性体内也有不少女性激素。成年男人血液中的雌激素浓度，大约是女性的1/5。但到了50岁以后，男人的雌激素水平是女性的3～5倍。因为女性经过更年期（平均年龄为50岁）后，卵巢不再产生女性激素。而男性的睾丸继续源源不断的产生雄激素，这些雄激素会进一步转化为雌激素。

曹雪芹在《红楼梦》里说写到：男人是泥做的，用来形容男人污秽不堪。而女人是水做的，用来形容女性的温柔多情。依我看，此言差矣。从激素的角度来看，女人是水做的固然不假，因为她们受到雌激素的影响。但应该说男人是水和泥做的。既有水的柔情万丈，又有水泥凝固后的刚强不屈，这样才能撑起属于他的半边天。

一、雌激素对男性的作用之一：保护骨骼

由严重骨质疏松症导致的身材变矮、驼背和压缩性骨折，这类情况多数发生在老年女性中。这是为什么呢？因为更年期以后，女性缺少雌激素的保护，骨密度的下降速度加快，继而易出现骨质疏松症。而同龄男性的雌激素水平并无明显下降，这也是男性往往能够更长久地保持脊柱坚强挺拔的重要原因之一。

不仅是成年男性，男孩体内也有雌激素。无论是男孩还是女孩，缺少雌激素，骨骺都会推迟关闭，这样就会有

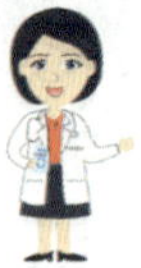

更多的时间来长身高。利用这一点，我们可以给男孩子使用一种特殊的药物，芳香化酶抑制剂，抑制体内的睾酮转变成雌激素。这样，骨骺关闭会被推迟，在一定程度上可以延长生长周期，同时配合使用生长激素，从而达到改善成年身高的目的。当然，这样的治疗需要在医生的指导下进行，男性如果长期雌激素缺乏，也会存在骨质疏松症这一副作用。

二、雌激素对男性的作用之二：可能保护心血管

雌激素对心血管可能具有保护作用。在50岁之前，男性的心血管疾病患病率比同龄女性高。在更年期后，女性雌激素水平下降，其心血管疾病患病率超过同龄男性。内源性雌激素可通过调整人体各类脂蛋白的含量、促进血管的舒张来防止动脉粥样硬化斑块的形成，从而降低罹患血栓栓塞、冠心病、高血压等疾病的风险。

三、雌激素对男性的作用之三：改善性欲，提高生育

雌激素对男性生育能力的影响体现各个方面。精子的形成过程会受到雌激素的影响。动物研究发现，缺乏雌激素会导致睾丸发育缺陷。睾丸内和精液中的雌激素，有激活精子的作用。雌激素还有一个非常重要的作用，就是维持男性性欲。也就是说，没有雌激素，男性就对女性不感兴趣了。正因为如此，在生物学上，还把雌激素称为“求偶素”。

四、雌激素对男性的作用之四：影响大脑思维

在日常生活中我们发现，男性和女性大脑思维方式经

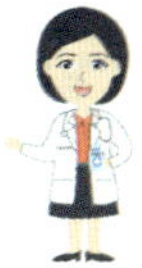

常存在一定差异。常言道，女人心海底针，就是在形容怎么都猜不透女性的心思。其实，男性和女性的大脑差异，也与雌激素关系密切。雌激素参与大脑中多种神经途径的调节，如情绪调节、疼痛反应、运动控制、行为认知等。雌激素参与调节多种形式的学习和记忆，如空间记忆、社会学习、恐惧记忆等。雌激素对男性认知功能的影响是积极的，提高男性大脑中的雌激素浓度，会提高快乐感觉，降低抑郁症的发生。此外，雌激素对大脑神经还具有保护性作用，可能有助于延缓老年痴呆。

五、雌激素对男性的作用之五：影响脂肪及物质代谢

为什么男性更容易出现苹果形肥胖（腹部脂肪堆积），而女性更容易出现梨形肥胖（臀部脂肪堆积）？这也与雌激素有关，雌激素直接影响着身体内的脂肪分布。雌激素还会影响血糖。育龄期女性体内的雌激素会随着月经呈现周期性变化，在胰岛功能不良的糖尿病（如1型糖尿病）女性中，这一激素水平的变化也会导致血糖波动。而在男性中，由于雄激素和雌激素水平都比较稳定，所以对血糖的影响也小一些。尚有研究证实，雌激素可能对男性胰岛β细胞也有一定保护作用。

六、雌激素对男性的作用之六：影响皮肤质量

细心的女同志会发现，自己的皮肤状况总是时好时坏，这也与雌激素水平在女性体内的波动相关。在男性体内，雌激素同样能够促进皮肤的新陈代谢，避免皮肤水分流失，使皮肤保持细腻、红润有光泽，同时也有利于伤口的愈合。雌激素与皮肤衰老关系密切。不管是口服雌激素，还是局

部皮肤涂抹雌激素，都能让皮肤变得更加年轻和富有弹性。雌激素能够促进皮肤胶原蛋白合成、增加皮肤血液流动，有利于保持皮肤健康。到了更年期后，卵巢功能衰竭，女性雌激素水平急剧降低，会导致皮肤出现变薄和衰老表现。

雌激素对男性有着诸多重要作用，但雌激素在男性体内并非越多越好。雌激素水平过高会影响男性性征，造成男性乳房发育、睾丸萎缩、生育能力下降。过高的雌激素水平也会对男性心血管系统产生负面影响。因此，男性不必常规补充雌激素。如果化验单上雌二醇（雌激素中发挥作用的主要形式）水平过高或过低，应当结合症状和体征进行综合判断，必要时应向内分泌科医生咨询。

希望本文能够让您对雌激素在男性中的作用有一些新的认识。它不仅是一种女性激素，更是男性体内一种重要的生理调节因子。一定量的雌激素对保持男性健康是至关重要、不可或缺的。现在您就可以理解，为什么说男人是水和泥做的，男人亦可有柔情似水的一面。

（李晨阳　王　曦　茅江峰）

参考文献

[1] LAURENT M R, DEDEYNE L, DUPONT J, et al. Age-related bone loss and sarcopenia in men [J]. Maturitas, 2019, 122: 51-56.

[2] COOKE P S, NANJAPPA M K, KO C, et al. Estrogens in male physiology [J]. Physiol Rev, 2017, 97 (3): 995-1043.

[3] XIANG D, LIU Y, ZHOU S, et al. Protective effects of estrogen on cardiovascular disease mediated by oxidative stress [J]. Longevity OMAC, 2021, 2021: 5523516.

[4] HESS R A, COOKE P S. Estrogen in the male: a historical perspective [J]. Biol Reprod, 2018, 99 (1): 27-44.

骨骼代谢篇

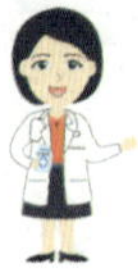

34 别让骨头悄悄变老，三个测试了解您的骨质情况

骨质疏松症是老年人的常见病之一。由于骨骼的矿物质丢失，骨组织微结构破坏，“骨头变脆了”，容易发生骨折。中华医学会骨质疏松和骨矿盐疾病分会与中国疾控中心的联合调查显示，我国40岁以上人群中，男性骨质疏松症患病率为5%，女性达20%。也许有人觉得，骨质疏松症不是大问题，但骨折的后果往往严重，俗话说，“孩子是摔大的，老人是摔死的”。因此，中老年朋友，尤其绝经女性一定要多关注自己的骨骼健康，早防、早诊、早治。

一、您的骨质疏松症风险有多大

骨质疏松症发病过程隐匿，常常在发生骨折后才被察觉，很多朋友担心，“我是不是已经骨质疏松了？”“我的骨折风险有多高呢？”，下面就介绍一下了解您骨质情况的三个测试。

（1）国际骨质疏松症基金会（IOF）推出的骨质疏松症风险一分钟问卷，包含10个问题，可用于风险自评（表11）。如果受试者有任何1项的答案为“是”，即为阳性，表明有患上骨质疏松症的风险，选择“是”的项数越多，表示患上骨质疏松症的风险越大。下面附上骨质疏松症风险自评表，大家可以做一下，看看自己的风险处于什么水平。评估阳性并不代表受试者就患了骨质疏松症，是否患有这种疾病需要进行骨密度测试来得出结论。

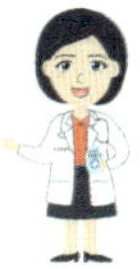

表11　骨质疏松症风险一分钟问卷

1. 您是否曾经因为轻微的碰撞或者跌倒就会伤到自己的骨骼？
2. 您的父母有没有轻微碰撞或跌倒就会发生髋部骨折的情况？
3. 您经常连续3个月以上服用“可的松、泼尼松”等激素类药品吗？
4. 您的身高是否比年轻时降低了3cm？
5. 您经常大量饮酒吗？
6. 您每天吸烟超过20支吗？
7. 您经常腹泻吗？（由于消化道疾病或者肠炎而引起）
8. 女士回答：您是否在45岁之前就绝经了？
9. 女士回答：您是否曾经有过连续12个月以上没有月经(除了怀孕期间)？
10. 男士回答：您是否患有勃起功能障碍或者缺乏性欲的症状？

（2）世界卫生组织推荐另一种骨折风险评估的工具——FRAX，用于评估临床上哪些患者更需要接受骨质疏松症诊断和治疗。在电脑上直接访问http://www.shef.ac.uk/FRAX，可以快捷地计算出每个个体未来10年发生骨折的风险，为制订治疗策略提供依据。

（3）另外也推荐一种便捷的、适合亚洲人的骨质疏松症自我筛查工具——OSTA指数。OSTA指数＝（体重－年龄）×0.2。OSTA指数＞－1，提示低风险；－4＜OSTA指数＜－1，提示中风险；OSTA指数＜－4，提示高风险。简单地说，瘦老太太容易出现骨质疏松症。

如果您的年龄在40岁以上，可以在体检时增加一项骨密度检测。双能X线骨密度仪（DXA）能够直接测量出骨密度高低，发现骨质疏松症并预测骨折的风险。

二、如何保持骨骼健康

骨质疏松症的预防，应该从娃娃做起。从小就要树立起良好的习惯，包括均衡的营养、充足的日照、规律的运动、戒烟、限酒等。

儿童时期重点在于加强营养，青少年时期应加强运动、增加肌肉力量，增加骨骼的峰值骨量。到了成年期，特别是职业女性，要注意保持充足的日照和奶制品摄入，规律运动。40岁以后开始检测骨密度，要增加肌肉力量，避免摔倒，远离不良生活习惯。

三、已经患骨质疏松症了，还能补回来吗

骨质疏松症是可防可治的。一旦出现骨质疏松症或发生了骨折，就要对症治疗，“亡羊补牢，犹未为晚”。临床上有一些治疗骨质疏松症的药物，能够使骨密度和骨骼强度增加，防止骨折的再发生。此外，生活方式的干预也是非常重要的。

（1）通常，春季、夏季和秋季11：00～15：00将面部和双上臂暴露于阳光下5～30分钟（取决于多因素），每周3次即可达到预防维生素D缺乏的目的。

（2）均衡饮食，规律作息。摄入富含钙、适量蛋白质、营养均衡的食物，戒烟、限酒，少喝碳酸饮料，少熬夜。

（3）加强锻炼。结合个人兴趣，可选择快走、慢跑、太极拳、瑜伽、舞蹈等运动。

（4）保障安全。穿防滑鞋，保持地面干燥，居家环境安全，避免磕绊跌倒。

（5）50岁及以上患者，建议在每日饮食的基础上额外补充一定量的钙剂，可以每日摄入1000～1200mg元素钙。对维生素D缺乏的所有成年人，建议用维生素D_2或维生素D_3 6000U/d或50 000U/周，用8周以使血清25羟维生素D水平达30ng/ml以上，继而以1500～2000U/d维持。

当您发现自己可能患骨质疏松症时，不要害怕。骨质

疏松症可防、可治，只要做到文章中的注意事项，积极配合医生治疗，一定能不断提高自己的骨密度水平，缓解疼痛症状，避免或减少骨折的发生。

（夏维波）

35 骨量为什么会不断丢失

“行、立、坐、卧”是日常生活的基本姿势，细想一下，我们的一生不外乎就在这4个基本姿势的转变中度过。而这自由灵活的一举一动背后，离不开一个默默无闻的大功臣——我们的骨骼。

一、扒一扒骨骼的“奥秘”

别看骨骼硬邦邦的，看起来“死板”，它可暗藏着不少小秘密。

首先，我们的骨骼是有生命的。它住着两组亦敌亦友的“小伙伴”，一组叫破骨细胞，另一组叫成骨细胞。顾名思义，破骨细胞不断吞噬、吸收老化或受损的骨骼，而成骨细胞紧随其后进行修补，产生新的骨骼。正常情况下，双方实力不分伯仲，帮助我们的骨骼完成新旧交替，让它能够焕然一新、保持强壮。

其次，骨骼是个储备钙、磷等矿物质的大仓库。我们吃进去的钙被吸收后大多储存在骨骼中，当机体缺钙，骨骼又能立即释放钙，维持体内血钙的稳定。

最后，骨骼是身体的“钢筋水泥”，支撑着我们肌肉，保护我们的脏器；骨骼也是造血的“工厂”，骨髓腔的红骨髓是血细胞的重要来源；骨骼还是个“大管家”，分泌多种生物活性因子，操心着人体生长发育、糖脂代谢等各项生命活动。

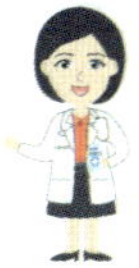

二、谁动了我的骨量

我们的骨骼应该是充满力量的，但有时候却发现它变得脆弱不堪，这是因为人生路上总有一些盗贼会悄无声息地“偷走”我们的骨量。

1. 年龄的增长

“岁月催人老”，随着年龄增长，成骨细胞能力逐渐不敌破骨细胞，骨量流失增加。此外，伴随年龄的增长，对骨骼健康的维持非常重要的雌激素和雄激素水平也随之下降。这也是为什么骨质疏松症多见于老年人。据2021年北京协和医院和中国疾病预防控制中心共同发表的全国大样本随机抽样流行病学调查显示，我国绝经后妇女中，平均每3人就有1名骨质疏松症患者，80岁以上约2/3的女性、1/5的男性是骨质疏松症患者。

2. 营养不良

骨骼的生长发育需要丰富的营养。饮食习惯不良可是会造成骨量的流失，下面几个饮食上的坏习惯，看看您不小心中了几项。

（1）钙摄入不足或者维生素D缺乏：钙是骨骼形成原料，维生素D能促进肠道钙吸收，减少肾脏钙排泄，体内两者不足，生成骨骼的原材料不足，势必会导致骨形成不敌骨吸收。

（2）咖啡因摄入过多：爱喝咖啡、茶、可可、碳酸饮料等含咖啡因的饮料的朋友们可要小心了，长期大量摄入这些饮品可能影响钙的吸收，不利于骨骼健康。

（3）高钠饮食：吃得太咸会使肾脏钙的排泄增多，增加骨量流失，破坏骨骼健康。

（4）蛋白质摄入不足或过多：蛋白质摄入是有讲究的，

吃得过多或过少都不利于骨骼健康。吃得过少，会影响肠道钙的吸收，刺激骨骼钙分泌；而吃得过多，会导致肾脏排泄钙增多。

3. 消瘦

近年来对“白幼瘦”的追捧，使人们尤其是女性过度追求病态苗条，但其背后的代价是包括骨骼在内的健康受损。过度消瘦首先意味着骨骼所需的蛋白质、钙、磷、镁等矿物质和多种维生素的摄入不足；其次，脂肪的含量减少，体内的雌激素也随之减少；最后，消瘦同时伴随肌肉量的下降，对骨骼的机械刺激减少。上述因素共同作用导致骨量流失增加，这就是为什么临床上总会发现骨质疏松症容易青睐消瘦的人。

4. 不良生活习惯

（1）吸烟和酗酒：吸烟和酗酒都能加速骨量流失，酒精和烟草的有害成分大大损害成骨细胞的功能，导致骨骼“入不敷出”。

（2）日晒不足：喜欢宅在家的朋友可要注意了，我们前面说到，骨骼健康所必需的维生素D主要是通过日晒合成，如果我们常年闭门不出或者防晒过度，维生素D合成减少，体内维生素D缺乏，对骨骼十分不利。

（3）久坐或不动：运动所产生的机械应力能够刺激成骨细胞不断形成新骨，长期久坐不动，肌肉质量和肌肉力量下降，导致骨骼缺乏刺激，骨量流失加快。

5. 疾病或药物

患有某些疾病，如性腺功能减退症、甲状旁腺功能亢进症、糖尿病等内分泌系统疾病，类风湿关节炎等风湿免疫性疾病，某些胃肠道疾病，多发性骨髓瘤，帕金森病，慢性肾脏及心肺疾病等，以及使用糖皮质激素、抗癫痫药、甲状腺素、肿瘤化疗药等药物，均有干扰正常的骨形成和骨吸收，造成骨量流失。

三、拿什么保护你，我的骨骼

如果想预防骨骼流失，下面几个方法值得您好好收藏。

（1）加强营养，均衡膳食。建议摄入富含钙、低盐和适量蛋白质的均衡膳食，推荐每日蛋白质摄入量为0.8 ～ 1.0g/kg体重，并每天摄入牛奶300ml或相当量的奶制品。

（2）充足日照：建议上午11：00到下午3：00，尽可能多地暴露皮肤于阳光下晒15 ～ 30分钟，每周2次，尽量不涂抹防晒霜。具体实施时可根据所在地的日照强度及季节进行调整，注意避免过强阳光灼伤皮肤。

（3）规律运动：根据自己的能力及身体状态选择合适强度的有氧运动和抗阻运动，循序渐进、持之以恒。

（4）戒烟、限酒。

（5）避免过量饮用咖啡、碳酸饮料、浓茶等。

（6）尽量避免或少用影响骨代谢的药物。

上述的骨骼的健康密码您都学会了吗？赶紧行动起来，从现在起，保护我们骨骼，让它强壮有力，助我们于天地之间自由驰骋！

（胡　静　贾觉睿智）

参考文献

[1] RIZZOLI R，BIVER E，BRENNAN-SPERANZA T C. Nutritional intake and bone health [J]. Lancet Diabetes Endocrinol，2021，9（9）：606-621.

[2] 中华医学会骨质疏松和骨矿盐疾病分会，原发性骨质疏松症诊疗

指南（2017）[J]. 中华骨质疏松和骨矿盐疾病杂志，2017，10（5）：413-445.

[3] WILLEMS H M E，VAN DEN HEUVEL E G H M，SCHOEMAKER R J W，et al. Diet and exercise：a match made in bone [J]. Curr Osteoporos Rep，2017，15（6）：555-563.

[4] WANG L，YU W，YIN X，et al. Prevalence of osteoporosis and fracture in China：the China osteoporosis prevalence study [J]. JAMA Netw Open，2021，4（8）：e2121106.

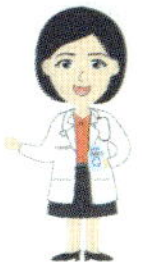

36 大夫说我骨量减少，我该怎么办

56岁的陈女士拿着一张花花绿绿的报告单走进诊室，紧皱眉头地对医生说道：“大夫，我今年体检，做了骨密度检查，报告上说我是骨量减少，您说这该怎么办啊？”医生看完骨密度报告，向陈女士解释道：“陈女士，您别紧张。正常人的骨量在30岁左右达到峰值，然后随着年龄增加逐渐减少，女性在绝经后骨量减少尤为明显，容易出现低骨量和骨质疏松症。目前国际上通用的评估骨量的方法便是您已经做的双能X线骨密度仪（DXA）。对于绝经后女性和50岁以上男性，当骨密度T值定义为低骨量，T值≤−2.5时定义为骨质疏松在−2.5～−1.0。您的骨密度T值为−1.5，属于低骨量范畴。”

2018年我国发布的《中国居民骨质疏松症流行病学调查》显示，40～49岁人群的低骨量率达到32.9%，50岁以上人群的低骨量率为46.4%。据此计算，我国低骨量人群超过2亿，是一个庞大的人群。低骨量可以理解为骨质疏松症的早期阶段，而骨质疏松症又是导致骨质疏松性骨折（又称脆性骨折）的高危因素。因此，当您被诊断为低骨量时，应开始重视骨骼健康，建议采取以下4点措施来早期预防和治疗。

一、防治影响骨骼健康的疾病，避免应用影响骨骼健康的药物

骨质疏松症可由多种病因所致，一定要重视影响骨骼健康的疾病。常见病因有：内分泌疾病，如甲状腺功能亢进症、甲状旁腺功能亢进症、库欣综合征、糖尿病；胃肠

道疾病，如炎症性肠病、长期腹泻；血液系统疾病，如多发性骨髓瘤；风湿免疫性疾病，如强直性脊柱炎、系统性红斑狼疮。此外，糖皮质激素、芳香化酶抑制剂等药物也对骨骼健康有较大影响。早期筛查和防治上述疾病对于骨骼健康极为重要。尤其是对于青中年人群发生低骨量或骨质疏松症更需筛查这些因素。合并有这些危险因素的患者应关注骨密度，做到早诊断、早治疗。

二、健康生活方式

1. 一吃

注意均衡饮食。摄入富含钙、少盐、适量蛋白质的食物。推荐每日摄入蛋白质0.8～1.0g/kg，并摄入300ml牛奶或相当量的奶制品。

2. 二晒

保证充足日照。建议上午11：00到下午3：00，充分日照15～30分钟，每周2次，但需避免灼伤皮肤。

3. 三动

坚持规律运动。运动可以改善肌肉力量及平衡能力，增加骨密度。老年人以有氧运动、传统养生运动为主，结合低强度抗阻力或冲击性运动，如步行、快走、太极拳。青中年可选择中强度运动，如快走、慢跑、跳绳。根据喜好及运动习惯选择运动类型。建议每周运动3～5天，每次20～40分钟，运动时的心率控制在最大心率的50%～65%。每次运动以不产生疲劳或轻度疲劳感为宜，应遵循个体化、循序渐进的原则。运动过程中避免跌倒，贵在坚持。

4. 四改

改变不良生活习惯。如戒烟、戒酒，避免过量饮用咖啡，保持合理的体重。

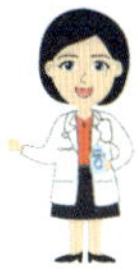

三、补充骨骼基本原料——钙和维生素D

钙和维生素D是骨骼的基本原料。《中国居民膳食营养素参考摄入量（2023版）》建议，成人每日钙推荐摄入量为800mg（元素钙），50岁以上人群每日钙推荐摄入量1000～1200mg。我国居民每日膳食摄入元素钙约400mg，因此，建议每日补充元素钙500～600mg。成人每日维生素D摄入量400U，50岁及以上的人群建议每日摄入800～1000U，建议血清25羟维生素D水平维持高于30ng/ml（75nmol/L）。

四、药物治疗

中国2022年版《原发性骨质疏松症诊疗指南》推荐，对于低骨量者合并骨质疏松性骨折（肱骨上段、前臂远端、骨盆部位）或低骨量合并骨折风险评估工具（FRAX）计算10年髋部骨折概率≥3%或任何主要骨质疏松性骨折发生概率≥20%患者应启动抗骨质疏松治疗。抗骨质疏松药物包括骨吸收抑制剂、骨形成促进剂、双重作用药物、活性维生素D及其类似物、维生素K_2类及传统中药（表12）。何时启动药物治疗、选择何种药物、如何调整及停用都应在专业医生的指导下进行。

表12　抗骨质疏松药物

分类	药物
骨吸收抑制剂	双膦酸盐类、RANKL单克隆抗体（地舒单抗）、降钙素、雌激素、选择性雌激素受体调节剂类
骨形成促进剂	甲状旁腺素类似物
双重作用药物	硬骨抑素单克隆抗体（罗莫佐单抗）
其他机制类药物	活性维生素D及其类似物、维生素K_2
中成药	骨碎补总黄酮制剂、淫羊藿总黄酮制剂、人工虎骨粉制剂、中药复方制剂等

中国人群40岁以后骨量开始减少，低骨量人群庞大，防治关口应从早做起，从现在做起。保持健康生活方式，补充充足的钙和维生素D，及时启动抗骨质疏松治疗，减少或延缓骨质疏松症的发生，让我们对骨质疏松和骨折说不！

陈女士听完医生的解释后心里也轻松一些，配合医生进一步评估，也开始调整生活方式，补充钙剂和维生素D，定期复诊。

（陈　蓉　贾觉睿智）

参考文献

［1］中华医学会骨质疏松和骨矿盐疾病分会．中国骨质疏松症流行病学调查及“健康骨骼”专项行动结果发布［J］．中华骨质疏松和骨矿盐疾病杂志，2019，12（4）：317-318．

［2］原发性骨质疏松症诊疗指南（2022）［J］．中华骨质疏松和骨矿盐疾病杂志，2022，15（6）：573-611．

［3］中国营养学会．中国居民膳食指南（2022）［M］．北京：人民卫生出版社，2022．

［4］ZHANG S，HUANG X，ZHAO X，et al．Effect of exercise on bone mineral density among patients with osteoporosis and osteopenia：a systematic review and network meta-analysis［J］．J Clin Nurs，2022，31（15-16）：2100-2111．

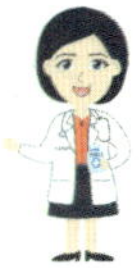

37 强肌健骨　远离骨折

时光匆匆，一叶闻秋声。

我们都难以阻挡时光的脚步，研究显示，目前我国已经是世界上老年人口最多的国家。随着老龄化进程加剧，我国骨质疏松症和肌少症的患病率显著增加。我们的骨骼渐渐变得如枯枝一般脆弱，肌肉也逐渐减少、缺乏力量，人体生命的骨骼支架和源动力的发起者肌肉都失去了以往的强健，使我们的活动能力明显下降，生活质量每况愈下。

因此，我们要关注骨质疏松症和肌少症的防控，采取有效措施，努力保持坚实的骨骼和强健的肌肉，远离跌倒和骨折风险，拥有健康的晚年生活。

一、什么是骨质疏松症

骨质疏松症是一种全身性骨骼疾病，随着女性绝经和年龄老化，在内分泌、衰老、慢性炎症等多重因素影响下，逐渐出现骨骼强度减弱和骨微结构受损，导致骨折的风险增加。骨质疏松症最严重的后果是轻微外力下引起骨折，最常见的骨折是脊柱骨折，最危险的骨折是髋部骨折。由于髋部骨折后1年内会导致较高的死亡率，因此，又被称为“人生的最后一次骨折”。

二、肌少症是怎样的疾病

肌肉是我们身体活动的引擎，帮助完成行走、奔跑和保持身体平衡等多种重要功能。肌少症，全称肌肉减少症，是与年龄老化相关的最常见的全身性肌肉疾病。年龄增长

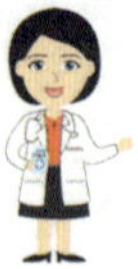

可能引发肌肉含量减少、肌肉强度减弱和肌肉功能下降，这可能导致步履缓慢、生活质量下降和容易跌倒，增加骨折风险。

三、骨质疏松症和肌少症相互关联吗

我们都知道“骨肉相连”，肌肉和骨骼起源于相同的间充质干细胞，在解剖位置上也是“邻居”，彼此之间存在微妙的内分泌、旁分泌和力学纽带，相互调节、密不可分，任何一方出现问题，都会影响另一方的代谢和功能。因此，骨质疏松症老人往往容易患上肌少症，肌少症患者也更容易发生骨质疏松症，甚至骨折。

1. 两种疾病相互关联

（1）遗传风险因素相互交织：骨骼和肌肉在胚胎发育时期起源于相同的间充质干细胞，两者受到多种相同基因的调控，即遗传因素调控机制相互交织，如维生素D受体基因多态性被证实与肌少症和骨质疏松症都存在关联。

（2）内分泌激素共同影响：随着绝经和年龄的增长，雌激素和雄激素水平明显下降，可引起骨吸收增加，骨形成减少，骨量逐渐减少，骨折风险增高。性激素水平下降、生长激素减少也同时会使肌肉合成代谢减弱，分解代谢增强，导致肌肉萎缩，肌肉力量下降。此外，多种内分泌疾病，如糖尿病或肥胖，引起胰岛素抵抗，也可能对肌肉和骨骼代谢产生不利影响。

（3）运动减少：生命在于运动，体力活动下降会导致神经–肌肉退化和骨量丢失。特别是随着年龄的增长，运动能力下降会引发肌肉质量减少和骨强度下降。多种疾病可能引发患者活动不利，导致肌肉力量明显下降，肌肉萎缩，同时骨量明显减少，甚至出现失用性骨质疏松症。

（4）慢性炎症因素：慢性炎症会增加肌肉和骨骼的炎症反应及脂肪浸润，引发炎症细胞因子分泌增多、脂质毒性和氧化应激，加重肌肉力量下降和骨量减少，使骨折风险增加，最终加剧肌少症和骨质疏松症的发生。

（5）衰老：随着年龄老化，肌肉蛋白质合成能力逐渐下降，分解速度明显加快，导致肌肉质量减少。衰老还影响神经系统对肌肉的调节能力，导致肌肉功能下降。同时，衰老也造成骨重建失衡，骨吸收速度加快，骨形成速度减慢，导致骨量逐渐减少，骨折风险升高。增龄和衰老使得人体运动能力降低、机体营养不良和蛋白质摄入不足，加剧肌少症和骨质疏松症的发生。

2. 肌肉和骨骼之间存在紧密相连的纽带

（1）机械力学调控：力学负荷改变会影响肌肉和骨骼的质量和强度。肌肉收缩对骨骼产生应力刺激，影响骨骼的合成代谢，从而影响骨密度和骨强度。另外，骨骼为肌肉提供附着点，作为肌肉运动的杠杆，支撑肌肉收缩活动。

（2）内分泌调控：肌肉具有内分泌功能，可分泌多种肌源性因子，如β-氨基异丁酸、鸢尾素和白介素-6等，作用于骨骼的多种细胞，促进骨骼生长，抑制骨丢失；骨骼也可分泌多种骨源性因子，如骨钙素、硬骨抑素、脂质转运蛋白2和成纤维细胞生长因子-23等，调节肌肉的生长和功能，修复肌肉损伤，同时调控摄食中枢和能量代谢，影响肌肉功能。

（3）共同的信号通路调控：肌细胞与骨骼细胞的代谢过程受到许多信号通路的共同调节。例如，Wnt/β-连环蛋白信号通路，能够激活成骨细胞相关基因的表达，对于骨骼合成代谢发挥重要调控作用，而该通路也同时促进肌肉细胞的增殖和分化，对于肌肉的合成代谢也发挥重要影响。

3．肌少症和骨质疏松症相互并存，彼此影响

骨强度降低、骨质疏松性骨折，将导致患者活动减少，引起肌肉萎缩和功能减弱。肌少症使得患者活动能力下降，导致骨转换失衡，骨丢失加速，促进骨质疏松症的发生、发展。可见，两种疾病如影随形，相互影响，共同引发老年患者易于跌倒和发生骨折，因此，肌少症和骨质疏松症可能是“危险二重奏”，共同威胁老年人群健康。

四、如何共同诊治肌少症和骨质疏松症

1．如何诊断肌少症和骨质疏松症

（1）骨质疏松症诊断标准：双能X线骨密度仪测定腰椎、股骨颈或全髋骨密度T值≤-2.5，或发生过轻微外力下骨折。

（2）肌少症诊断标准：①肌肉功能下降，6米步行速度试验≤0.8m/s。②肌肉力量下降，男性握力＜28kg、女性握力＜18kg。③肌肉质量减少，双能X线骨密度仪测定骨骼肌质量指数低于健康青年人群峰值的-2SD以上。

2．如何防治肌少症和骨质疏松症

（1）均衡营养：一般情况下，老年人每天的蛋白质平均摄入量建议达到1.0～1.2g/kg；对于正在进行耐力和抗阻运动的老年人，每天蛋白质摄入建议达到1.2～1.5g/kg；同时推荐每日摄入牛奶300～400ml或蛋白质含量相当的奶制品。

（2）运动锻炼：适当的运动对于预防肌少症和骨质疏松症至关重要。老年人可以根据身体状况选择适合自己的体育活动。推荐运动包括有氧运动（如散步、慢跑、骑自行车、游泳）、平衡训练（如太极拳）和抗阻运动（如拉伸带、坐位抬腿）。以上运动类型有助于提高肌肉力量、骨密

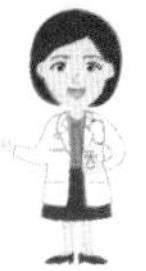

度和平衡感，降低跌倒和骨折的风险。

（3）钙和维生素D对于骨骼健康至关重要。50岁及以上患者，建议每日饮食中加入药物以补充钙的摄入，可以每日摄入1000～1200mg元素钙；对维生素D缺乏的所有成年人，建议用维生素D_2或维生素D_3 6000U/d或每周50 000U，用8周以使血清25羟维生素D水平达30ng/ml以上，继而以1500～2000U/d维持。有条件时，建议监测血清25羟维生素D水平，在医生指导下调整维生素D的补充剂量。

（4）养成健康的生活习惯：改变吸烟、喝酒、久坐不动的不良生活方式。培养良好的运动习惯，积极参加户外活动，增加日晒时间。

（5）重视和预防跌倒：当老年人发生跌倒，尤其是反复跌倒时，应及早去医院进行跌倒风险评估，做到早发现、早治疗。

（6）抗骨质疏松－肌少症药物治疗：建议在医生指导下，评估骨转换生化指标、骨密度和骨折风险，同时评估肌肉含量、肌肉力量和肌肉功能，酌情选择钙剂、维生素D制剂、多种骨吸收抑制剂或骨形成促进剂，以增加骨密度、降低骨折风险。肌生成抑制素单抗或其受体单抗等多种治疗肌少症的药物正在研发中，相信未来可能会对骨质疏松症和肌少症有益。

生命在于运动，肌肉和骨骼健康才能为生命提供源源不断的动力。因此，我们要重视中老年人的骨骼和肌肉健康，在医生指导下，进行肌少症和骨质疏松症的相关评估，尽早识别和防治这两种常见疾病。要养成规律运动的好习惯，循序渐进，长期坚持，保证充分的营养摄入，注意补充钙质和维生素D，注意避免跌倒。在医生指导下，选择治疗骨质疏松症和肌少症的有效药物，确保肌肉和骨骼健康，以提高活动能力，改善生活质量，远离骨折风险。

（林小云　李　梅）

参考文献

［1］中华医学会骨质疏松和骨矿盐疾病分会. 肌少症共识［J］. 中华骨质疏松和骨矿盐疾病杂志，2016，9（3）：215-227.

［2］中华医学会骨质疏松和骨矿盐疾病分会. 原发性骨质疏松症诊疗指南（2022）［J］. 中国全科医学，2023，26（14）：1671-1691.

［3］GIELEN E，DUPONT J，DEJAEGER M，et al. Sarcopenia，osteoporosis and frailty［J］. Metabolism，2023，145：155638.

［4］PAPADOPOULOU SK，PAPADIMITRIOU K，VOULGARIDOU G，et al. Exercise and nutrition impact on osteoporosis and sarcopenia-the incidence of osteosarcopenia：a narrative review［J］. Nutrients，2021，13（12）：4499.

［5］中华医学会骨质疏松和骨矿盐疾病分会. 维生素D及其类似物临床应用共识［J］. 中华骨质疏松和骨矿盐疾病杂志，2018，11（1）：1-19.

38 孕期缺乏维生素D对孩子有何影响

孕期营养对宝宝的健康起着至关重要的作用。然而，国内外研究发现，孕期维生素D缺乏十分常见。2018年《中国居民营养与健康状况监测报告》指出，我国约75%的孕妇存在维生素D缺乏。母亲孕期维生素D缺乏可影响胎儿体内维生素D的水平，不利于宝宝的生长发育。那么，孕期维生素D缺乏会给宝宝带来哪些影响呢？孕妈妈们又应该如何补充维生素D？我们将细细道来。

一、孕期维生素D缺乏会给孕妈妈和宝宝带来什么影响

1. 孕期维生素D缺乏对骨骼健康的影响

提到维生素D的生理作用，相信大家都知道它能促进人体钙磷的吸收，促进骨骼的发育，以及牙釉质的形成，对于处在生长发育期的胎儿，维生素D的重要性不言而喻。孕妈妈缺乏维生素D，除会出现疲乏、无力、腰背痛、肌肉痉挛等症状外，也会影响胎儿钙磷的吸收，进而影响胎儿的骨骼发育，增加他们在婴幼儿期及儿童期罹患佝偻病的风险。

2. 孕期维生素D缺乏对心血管疾病和代谢疾病发生的影响

除维持骨骼正常生理功能外，维生素D与子痫前期、妊娠期糖尿病、肥胖的发生有一定关联。据报道，维生素D缺乏的孕妈妈更容易患妊娠期糖尿病和子痫前期，而补充钙和维生素D降低了患有妊娠期糖尿病的孕妈妈羊水过多

和子代巨大儿的发生风险。也有研究发现，肥胖的孕妈妈，维生素D缺乏的发生风险更高，可能对胎儿发育造成不良影响。

3. 孕期维生素D缺乏对宝宝造成的其他影响

孕期维生素D缺乏，还可能会导致宝宝在婴幼儿期出现生长发育迟缓、手足抽搐、免疫力低下、过敏和哮喘等不良后果。

二、孕妈妈如何补充维生素D

由此可见，维生素D在促进钙吸收和骨骼生长、增强机体免疫、心脏和代谢健康等方面有重要作用。因此，孕期适量补充维生素D对宝宝的正常发育有积极意义。但是，很多孕妈妈并不十分清楚如何正确补充维生素D。这里，我们介绍几种简单补充维生素D的方法。

1. 晒太阳

不同于其他微量营养素，人体大部分维生素D可以通过紫外线照射皮肤产生，因此维生素D也被称作“阳光维生素D”。所以，如果孕妈妈们长时间待在室内，皮肤很难合成足够的维生素D。由于紫外线很难穿过玻璃，所以，在室内隔着玻璃晒太阳，也会限制维生素D的生成。如果生活在阳光稀少的地区，身处冬季，或者频繁使用防晒霜，孕妈妈们则更容易发生维生素D缺乏。

不过，我们并不提倡为了补充维生素D而在阳光下暴晒几小时。更合理的做法是，晴天时，让面部、双上臂或双下臂接触阳光15～30分钟，每周2次，这样即可有效提高血浆维生素D水平。此外，晒太阳的最佳地点是户外。如果只能待在室内，也一定要打开窗子，让皮肤直接暴露于阳光下。我们也可以养成午饭后出门散步或晒太阳一段

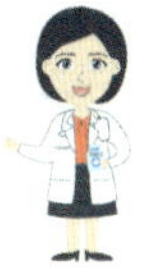

时间后再涂防晒霜的习惯，来促进皮肤合成维生素D。

2. 饮食摄入

天然食物可以提供机体10%左右的维生素D。谷类、蔬菜、水果中只含有很少量的维生素D。瘦肉和牛奶中维生素D含量也较低。脂肪含量高的食物，如深海鱼（三文鱼、马鲛鱼等）、动物肝脏和脂肪、蛋黄，以及一些强化维生素D的奶制品、钙制剂或鱼肝油，都是很好的维生素D来源。因此，为了给机体提供足够的维生素D，建议孕妈妈们多吃富含维生素D的食物，并适当晒太阳。

那么，孕妈妈们一天需要多少维生素D呢？2015年发布的《维生素D缺乏及维生素D缺乏性佝偻病防治建议》提出胎儿期预防维生素D缺乏应于怀孕3个月后开始每日补充维生素D 800 ～ 1000U。2018版《维生素D及其类似物临床应用共识》，建议孕期和哺乳期妇女每日补充维生素D 1500 ～ 2000U。

此外，《中国居民膳食指南（2022年）》指出，新生儿出生后应尽早开始补充维生素D，建议每日补充400 ～ 800U。

3. 维生素D补充剂

对于维生素D严重缺乏的孕妈妈来说，可能需要在医生的指导下服用维生素D补充剂。科学补充维生素D的方法是，孕妈妈们在质谱分析检测血浆维生素D水平基础上，在专业人士（如营养科医生或营养师）的指导下，进行个体化的精准补充。由于维生素D是脂溶性维生素，当服用过多维生素D时，维生素D无法经由尿液排出，在体内蓄积而产生危害。因此，如果需要补充维生素D请务必咨询医生合适的剂量。

综上所述，孕期维生素D缺乏可能对宝宝的生长发育、免疫力和心血管健康等方面带来不良影响。因此，孕妈妈们应该注意适量补充维生素D，可以通过晒太阳、饮食摄入和补充剂来获得足够的维生素D。在补充剂方面一定要在医生的指导下进行，以免过量造成不良影响。

（吴伊凡　张　茜）

参考文献

[1] 赵丽云，何宇纳．中国居民营养与健康状况监测报告之一：2010—2013年膳食与营养素摄入状况［Z］．北京：人民卫生出版社，2018．

[2] LEWIS S，LUCAS R M，HALLIDAY J，et al．Vitamin D deficiency and pregnancy：from preconception to birth［J］．Mol Nutr Food Res，2010，54（8）：1092-1102．

[3] 仰曙芬，吴光驰．中国优生科学协会小儿营养专业委员会．维生素D缺乏及维生素D缺乏性佝偻病防治建议［J］．中国儿童保健杂志，2015，23（7）：680-683．

[4] 夏维波，章振林，林华，等．维生素D及其类似物临床应用共识［J］．中华骨质疏松和骨矿盐疾病杂志，2018，11（1）：1-19．

[5] 中国营养学会．中国居民膳食指南（2022）［M］．北京：人民卫生出版社，2022．

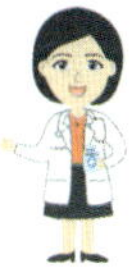

39 孕期和哺乳期如何保护骨骼健康

每个人的健康都离不开充足、均衡的营养，其中，补钙是一个大家都比较关心的话题。女性在孕期和哺乳期身体会产生巨大的变化，在这一特殊时期女性体内的钙和骨骼会产生什么样的变化？如何补钙才能更好地保护骨骼健康？本文将就这些问题进行简要讲解。

一、钙与骨骼健康的关系

在人的一生中，骨骼都在不断地自我更新，有两种细胞在其中起着重要作用：破骨细胞和成骨细胞。破骨细胞不断地吞噬吸收老化受损的骨组织（骨吸收），成骨细胞则不断生产出新的骨组织（骨形成），共同完成骨骼的新陈代谢。正常情况下，骨形成与骨吸收相互平衡，保持骨骼健康强壮。当然，人体的骨代谢活动是十分复杂的，受到神经、内分泌、营养状况及生活方式等多种因素影响。

骨骼和牙齿中储存着人体内99%的钙，而钙作为骨骼的基本组成成分，维持着骨骼结构的完整性和硬度。维生素D则可以促进肠道对于饮食钙或钙补充剂的吸收，增加肾脏对于尿钙的重吸收。因此，如果缺乏钙和维生素D就会导致骨骼健康问题。

二、孕期和哺乳期是否需要补充钙和维生素D

食物中的钙从小肠被吸收到血液中，一部分沉积储存于骨骼中，骨骼中储存的钙也可以分解进入血液，血液中的钙会经过肾小球滤过进入尿液，尿液中的钙大部分会在肾脏的肾小管被重吸收，一少部分随尿液排泄到体外。这些过程都受到人体营养状态及多种激素的调节，以维持正常人体内的钙平衡（图16）。

正常中青年人（18～50岁）每日需要约800mg的钙，而怀孕后胎儿所需的钙需要从母体获取，且怀孕时从尿液中丢失的钙增多。完全母乳喂养的女性平均每日从乳汁中丢失的钙为200～250mg，最多可达400mg。喂养双胞胎或三胞胎的妇女每日钙丢失量分别是上述的2～3倍。因此，孕期和哺乳期对钙的需求量都增加。

各国学术组织均建议在孕期保持足够的钙和维生素D的摄入，推荐每天摄入牛奶250～500ml或相当量的奶制品，保证充足的日照，同时可以适当服用钙和维生素D补充剂。

孕妈妈在孕早期即可开始补充钙剂，孕晚期则要加大剂量，补钙要根据孕期各个时期的需求量来进行补充，不宜过量。根据《中国居民膳食营养素参考摄入量（2013版）》及《中国孕产妇钙剂补充专家共识（2021版）》，孕产妇每日元素钙推荐摄入量为：孕早期（未满14周）800mg，孕中晚期（第14周以后）1000mg，哺乳期1000mg。目前我国孕妇每日钙的膳食摄入量平均在400～600mg，与合理摄入量相差甚远，这个缺口可通过服用钙片来补足，也就是孕早期每天服用钙剂约400mg（元素钙），孕中晚期每天服用钙剂约600mg（元素钙），哺乳期每天服用钙剂约600mg（元素钙）。

对于普通怀孕妇女，各国指南推荐每日维生素D的摄入量为200～2000U不等，多数为400～600U。我国普遍存在维生素D不足的情况，孕期及哺乳期女性每天可口服补充维生素D 400～600U，存在维生素D缺乏危险因素的

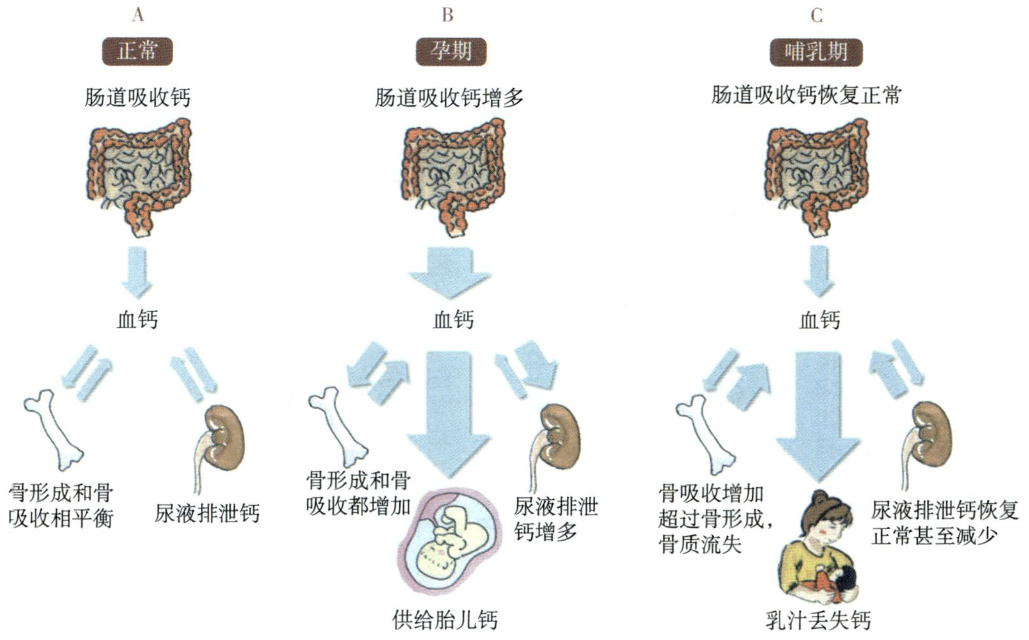

图16 孕期和哺乳期钙稳态

注：箭头粗细表示与正常非妊娠女性相比增加或减少。

应增加至1000～2000U/d，建议定期复查血25羟维生素D、血钙、24小时尿钙，酌情调整维生素D剂量以维持25羟维生素D在30～60ng/ml。对于严重维生素D缺乏者，建议咨询内分泌科医生，接受治疗。

三、什么是妊娠哺乳相关性骨质疏松症

骨质疏松症是由于骨量减少、骨组织微结构损坏，导致骨骼脆性增加，从而容易发生骨折的一种全身性骨病，一般多见于绝经后女性和老年人，但也有少数孕产妇可出现妊娠哺乳相关性骨质疏松症。顾名思义，妊娠哺乳相关性骨质疏松症是指孕晚期至产后18个月内所诊断的骨质疏松，尤其是产后或哺乳早期。主要表现为腰背痛、活动障碍、身高变矮，在轻度活动时或轻微外力的情况下就很容易发生骨折，这种骨折称为骨质疏松性骨折或脆性骨折，其中以脊柱椎体压缩性骨折最常见。

导致妊娠哺乳相关性骨质疏松症的常见原因如下。

（1）孕期和哺乳期对钙的需求量增加，但钙和维生素D摄入不足。

（2）孕晚期和产后激素变化导致骨吸收增强，超过骨形成。

（3）部分患者在孕前就已经存在骨质疏松症的相关危险因素：低骨量、低体重、低钙饮食、维生素D缺乏、不良生活方式（如过量饮酒、吸烟、饮过多含咖啡因的饮料）。

（4）孕期和哺乳期卧床时间过长、户外活动减少，孕期体重过度增加，容易发生跌倒。

（5）遗传因素（有骨质疏松症家族史）。

（6）合并疾病及药物因素：如甲状腺功能亢进、糖尿

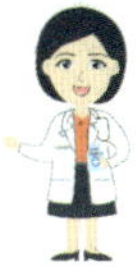

病、原发性甲状旁腺功能亢进症等内分泌疾病，乳糜泻等肠道吸收不良疾病，慢性肾功能不全，类风湿关节炎、系统性红斑狼疮等风湿免疫性疾病，应用糖皮质激素、抗癫痫药等药物。

四、如何避免或及时发现妊娠哺乳相关性骨质疏松症

（1）健康生活方式

1）建议摄入富含钙、低盐和适量蛋白质的均衡膳食，戒烟、戒酒，避免过量饮用咖啡、碳酸饮料。

2）保证每天充足的日照。

3）规律进行适量有氧运动，适当进行负重或抗阻运动，运动应循序渐进、持之以恒，注意避免跌倒。

（2）适当补充钙剂和维生素D。

（3）对于孕晚期或产后早期出现腰背痛、活动障碍、身高变矮者应高度警惕妊娠哺乳相关性骨质疏松症，需及时到内分泌科就诊。在医生指导下完善相关检查，以明确诊断并进一步除外其他引起继发性骨质疏松症的因素，评估是否停止哺乳及使用抗骨质疏松药物治疗。

综上所述，孕期和哺乳期的女性需要适当补充钙和维生素D，从而在给宝宝提供充足营养的同时也能够保证自己的骨骼健康，此外均衡饮食、充足日晒和适当运动等健康的生活方式也是必不可少的。最后，祝愿各位孕妈妈们都能拥有强健的骨骼，健康、幸福地度过这个特别的时期，迎接新生命的到来。

（陈盈宇　宋　桉）

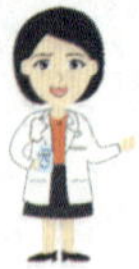

参考文献

[1] 何晓东，夏维波，邢小平，等. 妊娠哺乳相关骨质疏松症临床分析 [J]. 中华医学杂志，2009，89（14）：983-985.

[2] 倪晓琳，夏维波. 哺乳期母体的矿物与骨代谢改变 [J]. 中华内分泌代谢杂志，2019，35（2）：176-180.

[3] 中国营养学会. 中国居民膳食营养素参考摄入量速查手册 [M]. 北京：中国标准出版社，2014.

[4] KOVACS C S. Maternal mineral and bone metabolism during pregnancy，lactation，and post-weaning recovery [J]. Physiol Rev，2016，96（2）：449-547.

[5] 中华医学会围产医学分会，中国营养学会妇幼营养分会. 中国孕产妇钙剂补充专家共识（2021）[J]. 实用妇产科杂志，2021，37（5）：345-347.

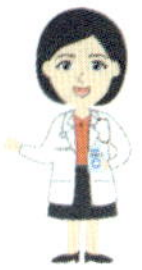

40 孕期和哺乳期如何科学补钙

钙是人体所需的重要元素，对于人的骨骼和牙齿的发育至关重要。不仅如此，钙还参与很多生理功能，如血管舒缩、肌肉收缩、神经信号转导、激素分泌等。

胎儿和哺乳期的婴儿身体所需的钙全部来自妈妈。孕妈妈总共需要为胎儿提供30g的钙，其中80%是在孕晚期传送给宝宝的。哺乳期也会继续通过乳汁向婴儿传递钙，总量大约是整个孕期的2倍。

母体为了满足宝宝对钙的需求，会调节自身的生理过程，包括增强肠道吸收钙、肾脏保护钙和骨骼释放钙的能力。然而，这一切都是需要充足的钙的摄入作为保障。当妈妈们在孕期和哺乳期没有摄入足够的钙，自身的钙储备可能会被耗竭，一方面损害自己的骨骼健康，另一方面，原料不足还会影响胎儿时期的骨骼基石的搭建，以至于影响到孩子整个生命周期的骨量。

中国人的钙摄入是远远不足的。根据最新发布的《中国居民营养与慢性病状况报告（2020年）》，中国居民平均每日钙摄入量为356.2mg，不及推荐量的一半。这个水平在亚洲排倒数第三，全球倒数第六，而就全球整体趋势而言，女性往往比男性更缺钙，更何况孕产期女性们。因此，补钙十分必要。那么在孕期和哺乳期应该怎样科学地补钙呢？让我们来看看下面几个关键点。

一、补多少钙

根据《中国居民膳食营养素参考摄入量》，孕期和哺乳期的每日钙需求量在800～1000mg（表13）。

表13 孕期每日钙推荐量

时期	推荐量（mg/d）	最高耐受量（mg/d）
孕早期（1～3个月）	800	2000
孕中期（4～6个月）	1000	2000
孕晚期（7～10个月）	1000	2000
哺乳期	1000	2000

1杯240ml全脂牛奶的含钙量在250～280mg，所以建议孕产期女性一般每日食用2杯牛奶，或者1杯牛奶＋1杯酸奶，再注意日常食谱多覆盖一些钙质丰富的食物，那么一天的钙量也就够了。

二、何时补钙

虽然胎儿对钙的需求集中在孕晚期，但是建议孕妈妈们在孕早期或者备孕时就开始补钙。一是因为中国人钙摄入量普遍严重不足，绝大多数中国人本身就缺钙。二是因为研究发现孕早期或者备孕时补钙可以帮助减低子痫前期或者流产的风险，世界卫生组织（WHO）强烈建议孕妇通过补钙来预防子痫前期。

三、怎样补钙

药补不如食补，一般在孕期和哺乳期通过食物就能获得充足的钙。我国居民膳食中钙的主要来源是乳制品、豆制品和绿叶蔬菜。

（1）根据《中国居民膳食指南（2022）》，建议备孕或孕早期女性每天喝300ml牛奶，孕中晚期或哺乳期女性每天

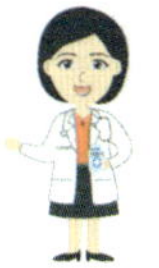

喝300～500ml牛奶。

（2）豆制品中高钙种类有豆腐干、干豆腐、豆腐丝、卤水豆腐等“结实”的豆制品，而大豆一旦做成豆浆，钙就被大量水稀释了，含钙量仅为牛奶的1/10，所以，切忌用豆浆代替牛奶补钙。

（3）多数蔬菜都是高钙的，如油菜、小白菜、芥蓝、芥菜、绿叶圆白菜、萝卜缨等。一般来说，颜色越绿的蔬菜含钙越高。“绿色蔬菜”不仅可以补钙，还含有镁和维生素等可促进钙吸收的成分。只有少数绿叶菜（如苋菜、菠菜）含草酸多，不利于钙的吸收，食用前需要焯水去除掉草酸。

（4）其他高钙的食物还有芝麻、果仁、带壳或骨头的海产品（鱼干、虾米）等。

如果能保证牛奶的量，平常再有意地多吃一些豆腐、绿叶菜等含钙高的食物，一般就能满足每日的钙推荐量，不需要额外补充钙剂（图17、图18）。

然而，如果不能通过饮食获得充足的钙，或者本身钙吸收不良，可能需要额外补充钙剂。这时最好先去咨询医生，明确自己究竟是否需要服用钙剂补钙，并在医生的指导下进行补充。一般食补是不会导致钙过量的，但是，如果额外进行药补，就有“补过了”的风险，可能引起肾结石、高钙血症、胃肠道不适等不良反应。

四、光“吃”钙就够了吗

吃进去的钙，能不能被吸收和利用还得看体内维生素D的水平。《中国居民膳食营养素参考摄入量》建议孕产妇每日摄入维生素D 400～2000IU，建议在医师的指导下，监测血清25羟维生素D的水平，以酌情调整维生素D的补充

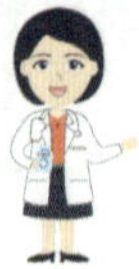

中国孕期妇女平衡膳食宝塔

依据《中国居民膳食指南（2022）》绘制

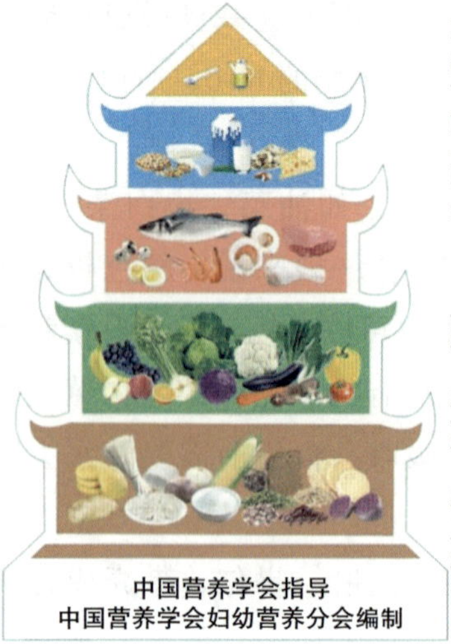

	孕中期	孕晚期
加碘食盐	5g	5g
油	25g	25g
奶类	300～500g	300～500g
大豆/坚果	20g/10g	20g/10g
鱼禽蛋肉类	150～200g	175～225g
瘦畜禽肉	50～75g	50～75g
每周1～2次动物血或肝脏		
鱼虾类	50～75g	75～100g
蛋类	50g	50g
蔬菜类	400～500g	400～500g
每周至少一次海藻类		
水果类	200～300g	200～350g
谷类	200～250g	225～275g
——全谷物和杂豆	75～100g	75～125g
薯类	75g	75g
每天必须至少摄取含130g碳水化合物的食物		
水	1700ml	1700ml

孕早期食物量同备孕期

图17　中国孕期妇女平衡膳食宝塔

中国哺乳期妇女平衡膳食宝塔

依据《中国居民膳食指南（2022）》绘制

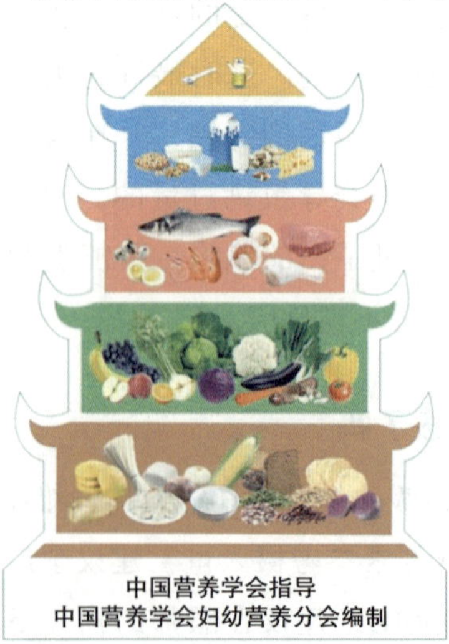

加碘食盐	5g
油	25g
奶类	300～500g
大豆/坚果	20g/10g
鱼禽蛋肉类	175～225g
瘦畜禽肉	50～75g
每周吃1～2次动物肝脏，总量达85g猪肝或40g鸡肝	
鱼虾类	75～100g
蛋类	50g
蔬菜类	400～500g
每周至少一次海藻类	
水果类	200～350g
谷类	225～275g
——全谷物和杂豆	75～125g
薯类	75g
水	2100ml

图18　中国哺乳期妇女平衡膳食宝塔

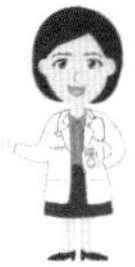

剂量。其实补充维生素D最好的方法就是在室外晒太阳，最好每天晒15～30分钟，手臂、面部、颈部尽可能暴露在阳光下，使紫外线促进皮肤合成维生素D。

生活在高纬度、缺乏阳光、户外条件不适宜活动的地区的孕妈妈们，还可通过食用鱼肝油、沙丁鱼、小鱼干、动物肝脏、蛋类等富含维生素D的食物，或者维生素D补充剂来补充维生素D。同样，需要在医生的指导下服用。

（付子垚　崔丽嘉）

参考文献

［1］国家卫生健康委疾病预防控制局. 中国居民营养与慢性病状况报告（2020年）［M］. 北京：人民卫生出版社，2020.

［2］BALK E M，ADAM G P，LANGBERG V N，et al. Global dietary calcium intake among adults：a systematic review［J］. Osteoporos Int，2017，28（12）：3315-3324.

［3］World Health Organization. Guideline：Calcium supplementation in pregnant women［M］. World Health Organization，2013.

［4］中国营养学会. 中国居民膳食指南（2022）［M］. 北京：人民卫生出版社，2022.

41 重视父亲的骨骼健康

父爱如山，父亲是家里的顶梁柱，撑起了一片天。记忆中，父亲的背一直如山般伟岸，不知何时，竟也变得不再挺拔，佝偻弯曲，步履蹒跚。我们往往以为这是父亲逐渐老去的正常现象，其实不然，实际上这是骨质疏松症的表现之一。什么原因导致了男性出现骨质疏松症，该如何预防，患病之后又该如何治疗，我们来一一解密。

骨质疏松症是一种全身性骨病。骨量减少和骨的微结构破坏使骨的脆性增加，骨折风险增加。很多人错误地认为，骨质疏松症仅发生于女性，其实，世界范围内有数千万的男性正在承受骨质疏松症的折磨，而且影响严重。请注意下列事实。

（1）男性发生髋部骨折的风险比前列腺癌的风险高，尽管统计显示5名男性中有1名会遭遇骨折，但男性却极少对骨质疏松症保持警惕。

（2）世界范围内1/3的髋部骨折发生于男性，并且男性发生髋部骨折后死亡风险明显增加，37%的男性在发生髋部骨折1年后死亡。

（3）相比于女性，男性骨折后预后不良甚至导致死亡的概率更高，这是因为男性发生骨折时的年龄普遍高于女性，身体一般状况不佳。

（4）男性骨折导致劳动能力丧失，尤其是椎骨骨折对50～65岁男性劳动力产生严重影响，使其被迫减少工作时间。

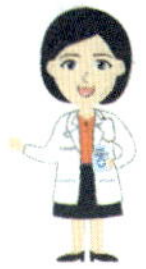

一、什么原因导致男性易患骨质疏松症

男性在30岁左右达到峰值骨量，之后随着年龄增长，骨量缓慢流失，在70岁左右骨量流失加剧。因此，男性骨质疏松症主要是老年性骨质疏松症，比女性发病晚（图19）。

导致男性易患骨质疏松症的危险因素如下。

（1）过量饮酒。

（2）吸烟。

（3）钙摄入量不足（＜600mg/d）。

（4）维生素D缺乏或不足。

（5）缺乏锻炼或者过量锻炼导致体重过轻。

（6）低体重指数（BMI＜20kg/m^2）。

（7）家族史：父母患有骨质疏松症或者骨折。

（8）长期使用类固醇（＞5mg/d，连续使用超过3个月）。

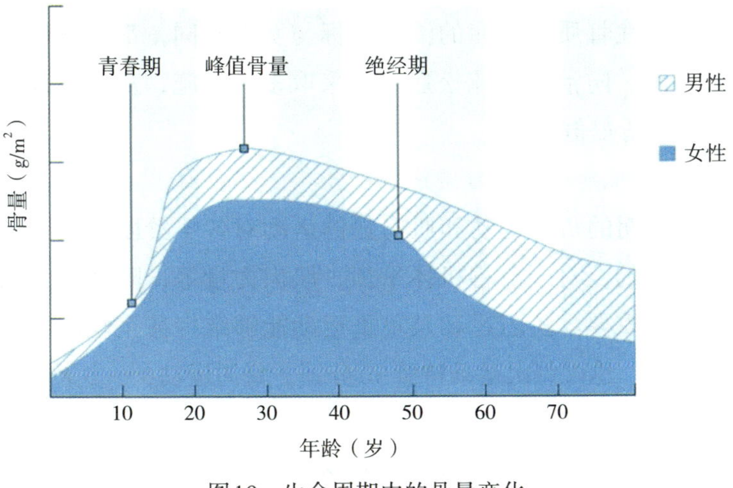

图19　生命周期中的骨量变化

图片来源：International Osteoporosis Foundation IOF-www.iofbonehealth.org.

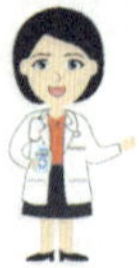

（9）原发性或继发性性腺功能减退（缺乏睾酮）。

（10）糖皮质激素、免疫抑制剂、抗癫痫药物、芳香化酶抑制剂等药物的使用。

（11）患类风湿关节炎、炎症性肠病、吸收障碍性疾病、甲状旁腺功能亢进症、慢性肾病、淋巴瘤、多发性骨髓瘤等一些慢性病。

男性需格外留意睾酮缺乏和前列腺癌治疗药物这两个因素。

二、如何防治骨质疏松症

及时接受检测，尤其是DXA检测骨密度，对于预防骨质疏松症尤为重要。

若您的年龄为70岁或以上，请向医生咨询并接受检测。

若您相对年轻（50～69岁），但既往发生过骨质疏松性骨折，或存在以上危险因素时，请您及时接受检测。

三、改善骨骼健康四步骤

男性骨质疏松症的治疗目标与女性相同，都是降低骨折风险。防治骨质疏松症可以采取多种措施，从现在起呵护您的骨骼健康。

1. 规律运动（日常锻炼）

定期的负重运动和肌肉强健运动对各年龄段的人群都是有益的，对于改善机体平衡、肌肉力量等，降低跌倒风险至关重要。抗阻运动及负重运动能够维持甚至轻度增加骨密度。建议每次运动持续30分钟，每周运动3～5天。

2. 充足的钙和维生素D摄入

充足的钙和维生素D的摄入对于获得理想峰值骨量、延缓骨量丢失、改善和维护骨健康有益。

食物中推荐蔬菜、水果、低脂牛奶、奶制品、鱼类、全麦、坚果及橄榄油等均衡膳食。若食物中摄取不足，需额外补充的钙和维生素D［根据《中国居民膳食营养素摄入量（2023）》参考推荐］。

（1）男性所需的钙量：男性推荐每日摄入钙800mg。

（2）男性所需的维生素D含量：成年男性所需维生素D摄入量400U/d，65岁以上男性为600U/d。如用于骨质疏松症防治可摄入800～1200U/d。

3. 远离不良的生活方式

（1）戒烟：男性吸烟与骨折风险的相关性较女性显著。

（2）限酒：由于大量酒精摄入与老年男性骨丢失、骨折风险升高相关。

（3）保持健康体重：体重过低增加骨折风险。

（4）避免过量饮用咖啡或碳酸饮料。

4. 遵医嘱应用抗骨质疏松症药物

当您已经确诊骨质疏松症时，应遵医嘱坚持治疗，以有效保护骨骼，提高骨密度，避免发生骨折。我国国家药品监督管理局目前批准用于男性骨质疏松症的药物有以下7类。

（1）双膦酸盐类：阿仑膦酸钠、唑来膦酸。

（2）RANKL单克隆抗体：地舒单抗。

（3）活性维生素D制剂：骨化三醇、阿法骨化醇。

（4）降钙素类：鲑降钙素、依降钙素。

（5）雄性激素替代治疗（用于男性性功能减退症患者）：十一酸睾酮。

（6）四烯甲萘醌。

（7）中药：人工虎骨粉、骨碎补总黄酮、淫羊藿苷。

此外，欧美国家批准用于男性骨质疏松症治疗的药物还包括利塞膦酸钠及甲状旁腺素类似物（特立帕肽）。

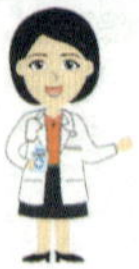

父亲们的骨骼健康需要被重视，早期发现、预防和治疗男性骨质疏松症，对父亲们的健康大有裨益，改变观念和做法请从现在开始，早改早受益。

（庞倩倩　姜　艳）

参考文献

[1] COOPER C，MELTON L J 3rd．Epidemiology of osteoporosis［J］. Trends Endocrinol Metab，1992，3（6）：224-229.

[2] EBELING P R．Clinical practice．Osteoporosis in men［J］．N Engl J Med，2008，358（14）：1474-1482.

[3] 中华医学会骨质疏松和骨矿盐疾病分会．男性骨质疏松症诊疗指南［J］. 中华骨质疏松和骨矿盐疾病杂志，2020，13（5）：381-395.

42 骨骼健康保卫战——从娃娃开始

骨骼是人体重要的组织，是构成我们身体的主要结构框架，能够保护大脑、心脏等重要脏器，是我们身体矿物质的“储备仓库”，是源源不断生产新鲜血液的“工厂”。此外，骨骼还具有重要内分泌功能，发挥调控机体能量代谢的作用。

在儿童和青少年阶段，身体不断汲取营养，骨骼快速进行合成代谢，努力成长、壮大，到30岁左右达到峰值骨量。充足的峰值骨量对于我们今后抵挡疾病、衰老、内分泌紊乱所导致的骨骼损害、骨量丢失，保持骨骼健康，至关重要。如果我们把骨库比喻成“粮仓”，那么峰值骨量就好像年轻时粮仓的“存粮”，存粮越多，越有底气，越不怕粮食消耗带来的挑战。因此，我们应努力在生命早期阶段，获得高的峰值骨量，也就是说，骨骼健康保卫战，应始于儿童和青少年阶段。

那么，什么是峰值骨量？我们有哪些办法能够建立更高的峰值骨量呢？让我们一起聚焦如何达到理想的峰值骨量。

一、什么是峰值骨量

骨骼是富有生命力的组织，在整个生命周期中不断地进行着骨吸收和骨形成相互偶联的新陈代谢过程。儿童和青少年阶段，我们的骨骼合成代谢快速进行，使骨量持续增长。儿童期以骨骼线性生长为主，青春期启动后，在大量分泌的雌激素和雄激素作用下，骨量迅速累积，在20岁左右我们的骨量到达峰值，也即是骨量的最高值，我们称其为峰值骨量，也叫骨峰值。

二、达到理想的峰值骨量具有什么意义

达到理想的峰值骨量，对于我们今后的骨骼健康具有重要意义。研究显示，随着社会人口老龄化日趋严重，我国骨质疏松症患病率急剧攀升，目前我国已有9千万骨质疏松症患者，患病人数高居世界首位。患骨质疏松症后不仅可在轻微外力下引发骨折，导致疼痛、活动能力下降、生活质量受损，严重威胁人群健康，也会带来沉重的经济负担。而流行病学调查显示，峰值骨量每增长10%，未来罹患骨质疏松性骨折的风险将减少50%，骨质疏松症发病年龄可推迟13年。因此，关注儿童和青少年阶段的骨骼生长，促进骨骼健康，尽可能达到高的峰值骨量，对于骨质疏松症的预防，具有重要意义。

三、哪些因素影响峰值骨量

峰值骨量受多种因素的复杂影响，其中不可控的因素有种族、性别、遗传因素等，而可控的因素是我们要重点关注的，包括运动、饮食、体重、吸烟、饮酒、社会经济水平、初潮年龄、多种疾病或药物等（图20）。我们要重视影响峰值骨量的可控制因素，采取积极措施，促进人体达到更高的峰值骨量。

四、如何增加峰值骨量

儿童、青少年时期是骨量的快速累积阶段，此阶段的生活方式对峰值骨量的影响高达20%～40%。提高峰值骨量，我们可从以下几方面努力。

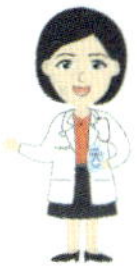

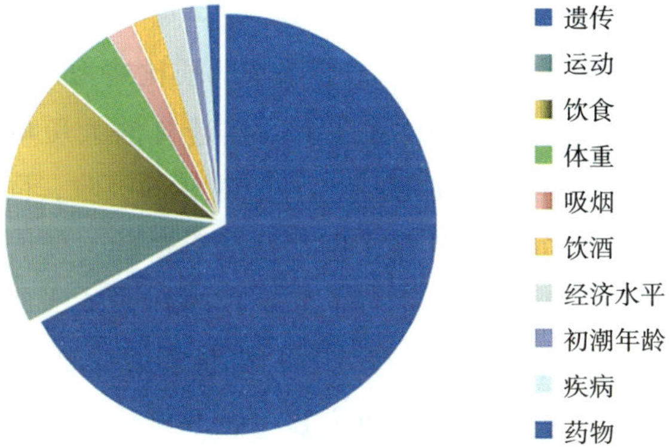

图20　峰值骨量影响因素

1. 保证充足钙质摄入

研究显示，充足的钙摄入对于获得理想峰值骨量、维护骨骼健康具有重要意义。《中国居民膳食营养素参考摄入量（2023版）》提供了各年龄阶段儿童、青少年的推荐钙摄入量（表14），其中7～18岁的推荐钙摄入量为800～1000mg，但实际上我国居民平均每人每日从饮食中摄入的钙不足400mg。因此，我们要重视通过饮食摄入充足的钙质，尽可能多地摄入奶和奶制品、豆制品、深绿色蔬菜、鱼虾贝类等含钙丰富的食物。如果饮食钙摄入不足，我们可考虑在医生指导下，补充适宜的钙剂。

表14　不同年龄段儿童及青少年推荐钙摄入量

年龄（岁）	推荐钙摄入量（mg/d）
0～	200（AI）
0.5～	350（AI）
1～	500（AI）
4～	600（AI）
7～	800（AI）
9～	1000（AI）
18～	800（AI）

注：AI，适宜摄入量。

2. 保证我们拥有足够的钙质搬运工

我们建造骨骼“大厦”，如果将钙质比喻为大厦的“建筑材料”，那么维生素D就是帮助建造骨骼大厦的“搬运工”。维生素D能够增加肠道和肾脏对钙的吸收，同时促进血液中的钙质沉积于骨骼，即增加骨骼矿化，使骨骼坚硬强壮。然而，由于维生素D主要是皮肤在紫外线照射下合成，而儿童和青少年忙于学习，户外体育锻炼匮乏，因此，维生素D缺乏十分普遍。研究显示，在维生素D缺乏的青少年群体中，补充足量的维生素D能够显著增加骨量。由于维生素D是阳光激素，建议儿童与青少年要尽可能增加户外体育锻炼，每天上午11：00至下午3：00，尽可能晒太阳30分钟，以促进维生素D的合成。如果维生素D仍然缺乏，可在医生指导下，补充适宜的维生素D制剂，尽可能使血清25羟维生素D浓度达到30ng/ml以上（表15）。

表15　不同年龄段儿童及青少年推荐维生素D摄入量

年龄	推荐维生素D摄入量（U/d）
0～12月龄	400
1～13岁	400
14～18岁	400

3. 丰富的蛋白质摄入也必不可少

充足的蛋白质摄入也对骨骼发育、骨量增长有益（表16）。牛奶及奶制品是钙和优质蛋白质的重要来源。与单纯补充钙剂相比，补充奶制品更有助于骨量的积累。此外，豆制品、鸡蛋、肉类等食物均含有丰富的蛋白质，适量摄入有利于骨量增长。

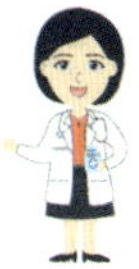

表16 不同年龄段儿童及青少年推荐蛋白质摄入量

年龄（岁）	推荐蛋白质摄入量（g/d）
1～	25
3～	30
6～	35
7～	40
9～	45
10～	50
11～	55
12～	70
15～	75
18～	65

4. 加强运动有助于强健骨骼

“用进废退”也同样适用于骨骼系统，适当的运动能够刺激骨骼的合成代谢，有益于骨骼健康。研究表明，锻炼能够增加儿童的骨密度，提高其骨强度，并且中高强度的运动更能够增加骨量，如跑步、跳绳、爬山、游泳、跳舞、各种球类运动等。

5. 远离不健康的生活习惯

吸烟、饮酒、大量饮用碳酸饮料等生活习惯均可能对骨骼健康产生不利的影响。尼古丁能够阻碍血管内外物质的交换，因此吸烟不利于机体对钙、蛋白质的吸收和利用。同时，烟草中其他成分可能酸化血液，对骨骼有害。酒精可能通过抑制骨髓间充质干细胞转化为成骨细胞而直接影响骨骼的形成。此外，大量饮用碳酸饮料和咖啡，也不利于骨骼健康。因此，我们建议儿童和青少年要远离吸烟、饮酒等不良生活习惯。

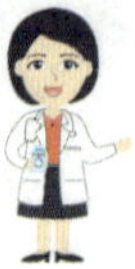

6. 其他

多种疾病或药物可能影响骨骼健康，如糖尿病、甲状腺功能亢进症、腺垂体功能减退、库欣综合征、系统性红斑狼疮、类风湿等疾病，糖皮质激素、质子泵抑制剂、抗癫痫药等药物。患者应积极治疗损害骨骼健康的原发病，尽可能减少使用危害骨骼健康的药物，必要时在医生指导下，接受防治骨质疏松症的药物治疗。

春华秋实，重视儿童及青少年阶段的骨骼健康，采取措施以达到理想的峰值骨量，对于预防中老年时期骨质疏松症的发生、减少骨质疏松性骨折风险，具有重要意义。让我们关注儿童、青少年时期的骨骼成长与代谢特点，加强营养，重视补钙及维生素D，加强运动，远离不健康的生活习惯，努力达到骨量高峰，为今后战胜骨质疏松症筑牢防线。

（孙　磊　李　梅）

参考文献

[1] 赵笛辰，李梅．儿童及青少年骨骼发育特点及其影响因素 [J]．中华骨质疏松和骨矿盐疾病杂志，2018，11（6）：608-612．

[2] 中国营养学会．中国居民膳食营养素参考摄入量（2023版）[M]．北京：人民卫生出版社，2023．

[3] 中华医学会骨质疏松和骨矿盐疾病分会．原发性骨质疏松症诊疗指南（2022）[J]．中华骨质疏松和骨矿盐疾病杂志，2022，15（6）：573-611．

[4] CHEVALLEY T，RIZZOLI R．Acquisition of peak bone mass [J]．Best Pract Res Clin Endocrinol Metab，2022，36（2）：101616．

[5] WEAVER C M，GORDON C M，JANZ K F，et al．The National Osteoporosis Foundation's position statement on peak bone mass development and lifestyle factors：a systematic review and implementation recommendations [J]．Osteoporos Int，2016，27（4）：1281-1386．

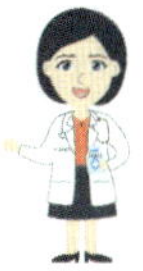

43 怎么吃有助于补钙

根据最新的全国流行病学调查，我国50岁以上人群骨质疏松症的患病率达到19.2%，粗略估计骨质疏松症的患病人数约达9千万，还有更多的人已经处于骨量减少期，是发生骨质疏松症的高危人群。对于还没有到50岁的人群，切忌抱着事不关己的态度，因为我们的骨骼从30多岁已经开始走下坡路了，保护骨骼健康，人人有责。

“缺钙”通常并不会使化验单中的血钙降低，而会悄悄地“偷走”骨头里的钙，所以，补钙是保护骨骼健康的重要方式。另外，适当剂量补钙还有助于保持情绪稳定、控制体重和减少患肾结石的风险。根据《中国居民膳食营养素参考摄入量（2023版）》，推荐18岁以上成年人每日摄入800mg元素钙。而根据我国的饮食习惯，日常饮食摄入的钙不足400mg/d，不足推荐量的一半。因此，增加钙的摄入非常重要。相比钙片，大家更热衷于“食补”。不过，补钙并非简单的“吃啥补啥”，如我们爱喝的骨头汤中钙含量极低，并非补钙的合适选择。这里给大家介绍，到底怎么吃有助于补钙。

一、奶制品

在大多数情况下奶制品都是补钙的第一选择，每100ml牛奶中含钙100～110mg，中国营养学会推荐大家每日摄入300～500g奶制品，对于成年人可基本达到每日钙的需求量。现在市面上的奶制品种类五花八门，如有全脂奶、脱脂奶、早餐奶、高钙奶、舒化奶等，从补钙的角度来说，这些种类的奶制品间并没有明显差异。高钙奶虽然从含量上来看含有更多钙，但肠道的工作能力存在上限，一次性摄入过多的钙并不能全部被吸收，高钙奶相比普通含钙量奶制品优势并不明显。同样的道理，在喝牛奶时搭配钙片，可能反而导致肠道钙吸收率下降，大部分钙都随粪便流失了。如果是需要吃钙片的朋友，建议在晚餐后服用。考虑到亚洲人乳糖不耐受的比例很高，如果大家有喝牛奶后腹胀、腹泻的烦恼，可以选择舒化奶、酸奶或者不含乳糖的奶粉等，补钙效果大致相当（酸奶的含钙量甚至更高）。

二、豆制品

豆浆是我国人民尤其喜爱的一种饮品，因此常被拿来和牛奶做比较。不过，从补钙的角度来说，豆浆远远比不上牛奶，每100g豆浆约含元素钙5mg，是牛奶的1/20左右。不过在蛋白质、维生素、膳食纤维等成分上豆浆有自己的优势，可以适当将豆浆和牛奶交替饮用。很多豆制品含钙量较高，如许多人爱吃的豆腐，北豆腐和南豆腐（通常钙含量均在100mg/100g以上）都是高钙食物；豆腐干、豆腐皮、豆腐丝等豆制品含钙量甚至比豆腐更高。所以，今后大家吃炖豆腐汤、凉拌豆腐丝又多了一条新的健康理由。不过，需要注意的是内酯豆腐含钙量较低（含元素钙17mg/100g），不是补钙的合适选择。

三、蔬菜

许多蔬菜的含钙量都超过了牛奶，如荠菜（含钙294mg/100g）、苦苣（含钙230mg/100g）、苋菜（含钙178mg/100g）、油菜（含钙148mg/100g）、空心菜（含钙115mg/100g）等。蔬菜还含有丰富的维生素和膳食纤维，所以多吃蔬菜真是非常重要的习惯。需要着重强调的是，蔬菜中往往含有草酸盐、植酸盐等成分，会影响蔬菜中钙的吸收，所以，想要提高钙的吸收率，烹调前记得用热水焯一下蔬菜，能有效去除一部分草酸盐。

四、其他高钙食物

相比上面这些推荐的食品，其实还有几种含钙量更高的食物，如虾皮（含钙991mg/100g）、芝麻酱（含钙1170mg/100g），但由于这些食物的含钠量或油脂成分过高，摄入过多反而对健康不利，并不推荐用这些食物来补钙。

五、补钙的“黄金搭档”

补钙的同时，要注意以下两件事，可以让补钙事半功倍。补钙的第一个“黄金搭档”是维生素D，维生素D可以增加钙的吸收、促进骨骼矿化、改善肌肉力量和平衡能力，是和钙一起保护骨骼健康的重要元素。食物中维生素D含量较少，建议首选通过充足的光照提高体内维生素D水平，若无法实现，可以酌情使用维生素D补充剂，但需注意遵医嘱服用，避免过量服用。另一位补钙的“黄金搭档”是坚持日常身体活动，每周至少进行5天中等强度身体活动，累计150分钟以上，主动身体活动最好每天6000步。

六、避免不良生活习惯

除了补钙的食物，还有一些不良饮食习惯会“偷走”我们辛辛苦苦补来的钙，如吸烟、饮酒、喝碳酸饮料、盐摄入过多等，大家一定要改正不良饮食习惯，守护补钙的胜利果实。

总结来说，我们最推荐的补钙食物还是奶制品、豆制品和蔬菜（表17），不过蔬菜虽然可能含钙量高于奶制品，但往往不如牛奶中的钙容易被吸收。补钙时大家坚持每天饮用300 ～ 500ml牛奶，并以豆制品和蔬菜为辅助，这样大家都能获得健康的骨骼。

表17　常见高钙食物

食物	含钙量（mg/100g）
乳制品	
低脂奶粉	1365
全脂奶粉	928
奶酪	799
酸奶（脱脂）	146
酸奶（全脂）	128
纯牛奶（脱脂）	116
鲜牛奶（全脂）	113
纯牛奶（低脂）	111
纯牛奶（全脂）	107
豆制品	
豆腐干	447
素鸡	319
豆腐皮	239
豆腐丝	204
南豆腐	113
北豆腐	109
蔬菜及菌藻类	
裙带菜（干）	947
紫菜（干）	264
芥菜	230

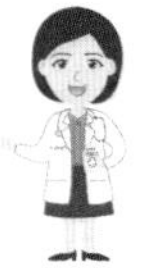

续　表

食物	含钙量（mg/100g）
苦苣	230
苋菜（绿）	187
苋菜（紫）	178
口蘑	169
油菜	148
小白菜	117
空心菜	115
鱼虾水产类	
田螺	1030
虾皮	991
虾米	555
河虾	325
虾酱	308
泥鳅	299
海参	285
鳊鱼	211
黄鱼	191
鲈鱼	138

（李　响　池　玥）

参考文献

［1］中国营养学会．中国居民膳食指南（2022）［M］．北京：人民卫生出版社，2022．

［2］中华医学会骨质疏松和骨矿盐疾病分会．原发性骨质疏松症诊疗指南（2022）［J］．中国骨质疏松和骨矿盐疾病杂志，2022，15（6）：573-611．

［3］中国疾病预防控制中心营养与健康所．中国食物成分表（标准版

第6版）[M]. 北京：北京大学医学出版社，2018.
[4] 于冬梅，赵丽云，琚腊红，等. 2015—2017年中国居民能量和主要营养素的摄入状况[J]. 中国食物与营养，2021，27（4）：5-10.

44 血钙升高了，该怎么办

随着健康体检的普及，很多人在查体过程中发现自己血钙高，但没有任何不舒服表现，不知道是否应该进一步去医院就诊，下面就让我们一起走进“血钙”，了解血钙升高背后隐藏的真相和隐患吧。

一、血钙的来源与去路

钙是人体非常重要的矿物质元素，一位健康成年人体内约含1kg元素钙，其中99%沉积于骨骼和牙齿，仅不到1%存在于血液中，即为血钙。血钙的来源与去路主要有3种途径：经肠道吸收、经尿排出、与骨骼中钙离子进行交换。假设人每日摄入1000mg钙，经肠道吸收约200mg，经尿排出约200mg；另有约500mg钙在血液与骨骼之间进行交换，共同维持血钙在很小的范围内波动。

二、人体如何调节血钙

人体对血钙的调节主要与3种激素有关：甲状旁腺素、骨化三醇和降钙素，其中前两种激素最为重要。甲状旁腺素由甲状旁腺分泌，与骨化三醇协同作用，通过促进肠道钙吸收、促进骨钙释放入血及减少钙从尿中排出维持血钙。

三、血钙升高的原因有哪些

引起血钙升高最常见的病因之一是原发性甲状旁腺功能亢进症，该病患者甲状旁腺发生病变，不受控制地分泌大量甲状旁腺素，导致血钙升高，多数为腺瘤（一种良性肿瘤），少数为增生或腺癌（一种恶性肿瘤）。

其他引起血钙升高的病因还包括非甲状旁腺的恶性肿瘤，以及相对少见的一些病因，如肉芽肿性疾病、淋巴增殖性疾病、甲状腺功能亢进症、肢端肥大症、嗜铬细胞瘤等内分泌疾病，应用噻嗪类利尿剂、锂剂、茶碱类药物、过量钙剂及活性维生素D等。长期处于制动状态及哺乳期女性也可能出现血钙升高。

四、血钙升高危害大吗

血钙升高可对全身各脏器产生危害，如骨骼、肌肉、肾脏、胃肠道、心血管、大脑等，具体如图21所示。但不同患者的表现差别较大，有些患者仅通过查体发现血钙升高，没有明显不适症状；有些患者有轻度不适症状，如胃

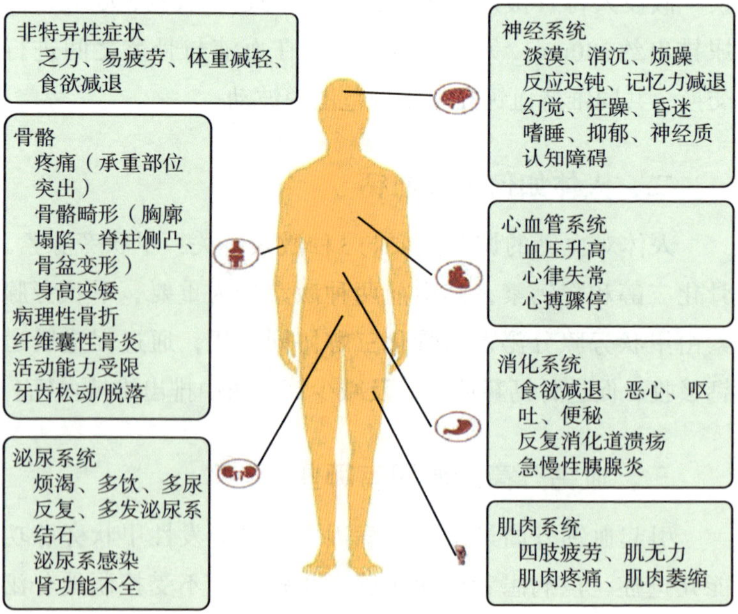

图21　高钙血症的危害

口不好、容易疲劳、无精打采；有些患者症状比较严重，在出现骨折、肾结石甚至急性胰腺炎后才发现是血钙升高所致。

需要注意的是，没有症状不代表病情不严重，病情的严重程度与血钙升高的程度有关，如果血钙超过3.5mmol/L，称为高钙危象，属于非常危险的状态，可对全身重要脏器如心脏、肾脏、大脑等产生严重危害，出现心律失常、急性肾功能不全、意识不清甚至昏迷，如不及时治疗会危及生命，因此，无论有无不适表现，都需要立即就诊，进行降钙治疗。

五、发现自己血钙升高时该怎么办

如发现自己血钙升高，您需要做的是尽快到内分泌科就诊，等待就诊期间可先自行采取一些有利于降低血钙的措施，包括停用钙剂、维生素D制剂等会导致血钙升高的药物，多喝水增加钙从尿中排出等。如您的血钙超过3.5mmol/L，需立即急诊就诊，接受药物降钙治疗，必要时还需要进行血液透析以快速、有效降低血钙。后续应根据医嘱进行相关检查寻找病因，对因治疗。

总之，血钙升高是一种病理状态，可对全身各器官脏器产生危害，甚至有生命危险，需给予足够重视，无论有无症状均需及时就诊、降低血钙至安全范围，同时尽早明确病因，进行相应治疗。

（王佳佳　邢小平）

参考文献

[1] WALKER M D，SHANE E. Hypercalcemia：a review [J]. JAMA，2022，328（16）：1624-1636.

[2] MATIKAINEN N，PEKKARINEN T，RYHÄNEN E M，et al. Physiology of calcium homeostasis：an overview [J]. Endocrinol Metab Clin North Am，2021，50（4）：575-590.

[3] 中华医学会骨质疏松和骨矿盐疾病分会，中华医学会内分泌分会代谢性骨病学组. 原发性甲状旁腺功能亢进症诊疗指南 [J]. 中华骨质疏松和骨矿盐疾病杂志，2014，7（3）：187-198.

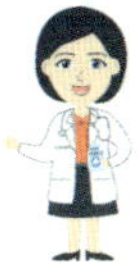

45 得了甲状旁腺功能减退症该怎么办

一位患者向医生吐露自己的“难言之隐”：“偶尔手脚抽搐、麻木”“检查发现‘低钙’”“输液可以好转”……听到这里，医生已经有了眉目，一边为他进行体格检查，一边安慰他，并开具了一些检查项目，嘱咐他做完检查回来看结果。不久之后，患者带着报告单回到医生面前。医生仔细阅读了检验检查结果，心中了然：“综合检查结果和病史来看，您得的病叫做甲状旁腺功能减退症。”

“甲……这是什么毛病？重不重？有希望能治好吗？”患者疑惑地问。医生微微一笑：“您听我细细道来……”

一、甲状旁腺功能减退症是什么

甲状旁腺是一组内分泌腺体，位于甲状腺的背侧（图22），每个正常的甲状旁腺类似绿豆大小，多数人有4个，很少数人数量有些变化，3～7个不等。甲状旁腺分泌的甲状旁腺素（PTH）是人体中调节钙磷和骨代谢的最重要的激素之一。当甲状旁腺没有发育好或者被破坏，它不能分泌足够的PTH，会出现血钙水平降低、血磷水平升高，并引起一系列临床表现，称为甲状旁腺功能减退症（简称甲旁减）。

二、甲状旁腺素有什么生理作用

PTH主要通过以下三方面的作用影响血钙和血磷的水平：①直接作用于骨组织，促进骨形成及骨吸收，增加骨的新陈代谢，促进骨组织中的钙释放到血液中，与血钙进

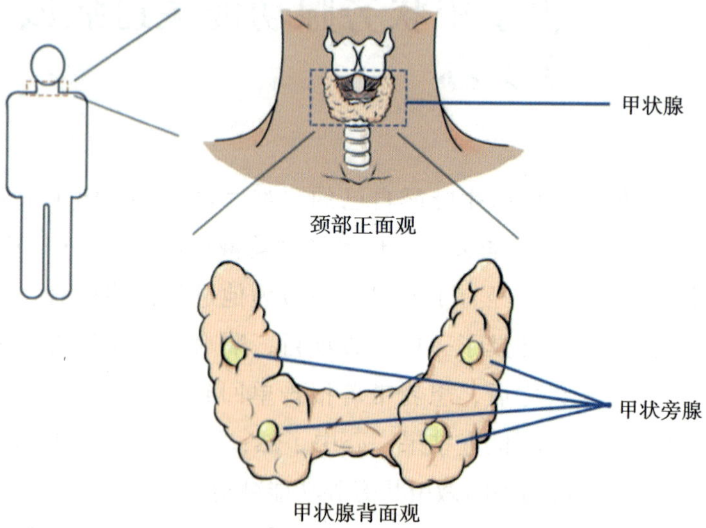

图22　甲状旁腺的位置

行交换。②作用于肾脏，增加尿钙的重吸收，同时减少尿磷的重吸收。③PTH在肾脏还可以促进肾脏1α-羟化酶的活性，增加活性维生素D［1,25（OH）$_2$D$_3$］的合成，而活性维生素D可作用于肠道，促进肠道钙磷的吸收。

总的来说，甲状旁腺素具有升高血钙、降低血磷的作用。因此，当PTH缺乏时（甲旁减），血液中的钙离子水平会降低（低钙血症），血磷水平会升高（高磷血症）。

三、甲旁减的病因有哪些

最常见的原因是颈前区进行的手术，如甲状腺手术、甲状旁腺手术、咽喉部肿瘤手术等。部分患者在接受这类手术后，可出现短暂性的甲旁减，经过一段时间甲状旁腺就会恢复正常功能。但也有少数患者可出现持续终身的甲旁减。除颈部手术或放射治疗损伤甲状旁腺外，一些遗传、自身免疫病可以引起甲状旁腺发育不良或者免疫破坏导致

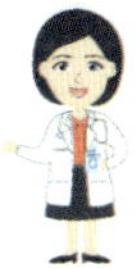

甲旁减。还有一些更为罕见的病因，包括血镁水平的异常、血色病等甲状旁腺浸润性疾病等。

四、甲旁减会出现哪些临床表现

甲旁减的临床表现与低钙血症相关，可以影响身体多个系统，具体如下。

（1）手脚抽筋、麻木，大多在血钙很低的情况下出现，严重时也可以出现类似癫痫发作样症状。

（2）视力下降，白内障。

（3）皮肤粗糙干燥，脱发，指甲变脆，出现横沟。

（4）心电图的异常改变，长期严重低钙血症如果没有得到有效治疗，甚至会引发心力衰竭。

（5）长期的大便干燥，突然发作的腹痛。

（6）幼年起病的患者可以有牙齿发育不良等口腔科问题。

（7）如果是一些其他疾病或综合征导致，可能出现如听力障碍、身材矮小、骨骼畸形、心脏畸形、念珠菌感染等伴发疾病的表现。

（8）低钙血症引起的慢性高磷血症可导致异位钙化，包括颅内基底节等部位。

上述低血钙相关临床表现的出现和严重度会因血钙下降速度和低血钙严重程度的不同而异。如果是手术导致的甲旁减，因为血钙降低得很快，可能会更容易出现明显的手脚抽筋、麻木，有时也会伴随有喘憋甚至惊厥、癫痫等症状。查体时会有两个体征提示低钙血症，分别是面神经叩击征和束臂加压征。

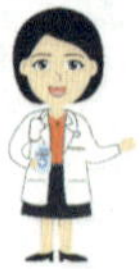

五、如何诊断甲旁减

在临床上，医生会通过检测血液中的钙、磷、PTH水平来判断是否患有甲旁减，如果出现血钙低于正常且PTH水平降低，就需要考虑甲旁减的诊断。必要时还会做一些其他化验和检查进行鉴别诊断、明确病因，以及进行并发症的评估。

如果真的得了甲旁减，该怎么办？

甲旁减是需要长期服药治疗并定期复查的疾病，在坚持规律用药和监测随访的情况下，甲旁减患者能够正常生活和工作。

目前主要使用的药物是钙补充剂和维生素D制剂，在不远的将来还会有人工合成的PTH类似物用于甲旁减的治疗。有一部分患者在应用钙剂和维生素D治疗的过程中容易出现高尿钙，如果长期不注意可能会出现肾结石或者钙化，可能出现尿色发红（血尿）或尿中排石。这种情况下医生会建议低盐饮食，并加用噻嗪类利尿剂来减少尿钙排出，使用时还需要注意低血钾的副作用。

开始使用这些药物时，检测会频繁一些，2～4周就需要进行一次血和24小时尿液检查来调整剂量。待血钙水平稳定后，通常会每3～6个月进行1次血及24小时尿液检查，主要包括血钙、血磷、肾功能及24小时尿钙水平。通常建议每年做一次泌尿系超声检查，观察是否有肾脏钙化或结石。定期眼科评估有无白内障。

需要患者注意的是，一定要坚持规律用药和定期复查，由于甲旁减患者容易在药物治疗的过程中出现高尿钙，可能会导致肾结石或钙化，影响肾功能。因此，并不只是血钙达标就可以了，还要同时关注尿钙水平，虽然24小时尿

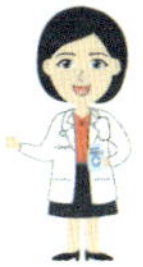

液的收集比较烦琐，仍然需要定期监测24小时尿钙。

甲旁减是可以导致机体血钙、血磷水平异常（低血钙、高血磷）及相应临床表现的内分泌疾病，颈部手术是最常见的病因。如您平时存在低钙血症相关的症状，或检查发现低钙血症，建议您进行PTH水平的检测来明确是否患有甲旁减。目前用于甲旁减治疗的主要药物包括钙剂和维生素D制剂，需要长期规律服用，并定期监测血尿的化验结果进行必要的调整。

（杨　奕　王　鸥）

参考文献

［1］中华医学会骨质疏松和骨矿盐疾病分会，中华医学会内分泌分会代谢性骨病学组. 甲状旁腺功能减退症临床诊疗指南［J］. 中华骨质疏松和骨矿盐疾病杂志，2018，11（4）：323-338.

［2］BILEZIKIAN J P. Hypoparathyroidism［J］. J Clin Endocrinol Metab，2020，105：1722-1736.

肥胖篇

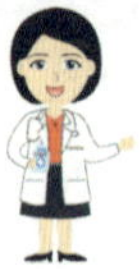

46 有些肥胖有借口——内分泌疾病引起的肥胖

根据《中国居民营养与慢性病状况报告（2020年）》数据，目前中国的成人中约有半数体重超标。约有20%的6～17岁儿童和青少年、10%的6岁以下儿童存在体重超标。肥胖率的逐年增高与现代人摄入能量过剩、活动量减少等生活习惯有很大关系。

如果您正是其中一份子，那可要好好审视您的生活习惯了。不过，除生活习惯外，有些肥胖也是有借口的——那就是内分泌疾病等引起的继发性肥胖。一旦出现身体发胖等情况，也需要了解是否有罹患内分泌疾病的可能，下面我们讲述的主角便是内分泌疾病引起的肥胖。

一、肥胖的病因介绍

肥胖分为单纯性肥胖和继发性肥胖。单纯性肥胖最常见，没有器质性病因可寻（很可能就是暴饮暴食、不爱运动的结果），占所有肥胖95%以上；另有约5%以下的肥胖为继发性，包括继发于内分泌疾病、服用某些药物等。

二、继发性肥胖——内分泌疾病

人体内分泌器官包括下丘脑、垂体、甲状腺、胰腺、性腺（卵巢、睾丸）、肾上腺、甲状旁腺等，调节各种生命活动。机体任一内分泌器官出现功能紊乱，就可能导致内环境失衡，而肥胖就是内环境失衡的一种表现。那么，哪些内分泌腺体发生疾病会引起肥胖呢？

1. 下丘脑

下丘脑是人体内大脑皮质下调节内脏活动的高级中枢，它把内脏活动与其他生理活动联系起来，调节人体体温、摄食、水平衡、睡眠和内分泌腺功能等。下丘脑的肿瘤及其他病变可导致多种症状，也包括病态肥胖，表现为食欲过盛，体重快速顽固性增加，称为下丘脑性肥胖。

除了肥胖，一些影响下丘脑的病变还可能造成闭经、尿崩症、嗜睡、行为方式改变、体温调节异常等表现。

2. 垂体

垂体是机体最复杂的内分泌腺。一方面，它通过分泌多种垂体激素对甲状腺、性腺、肾上腺3个腺体进行直接管控；另一方面，它直接分泌一种效应激素——生长激素，促进身体骨骼和软组织的生长。部分垂体疾病可以导致下位内分泌器官分泌激素的异常，进而导致肥胖（如下文中提到的甲状腺、肾上腺、性腺激素异常引起的肥胖）；另外，生长激素分泌不足或分泌过多的时候，也会出现脂肪组织增加，表现出肥胖。

除了肥胖外，成人生长激素缺乏还会出现肌肉力量和运动能力减退、骨代谢异常、认知和心理社会功能受损等表现。而生长激素分泌过多会出现手足增大、面容改变、血压及血糖升高等异常表现。

3. 甲状腺

甲状腺分泌甲状腺激素，调节机体各器官的新陈代谢速度。在甲状腺功能减退症（甲减）的患者中，一方面，身体的新陈代谢速度变慢了，能耗减少，多余的能量以脂肪的形式被身体储存，导致脂肪堆积和肥胖；另一方面，部分甲减的患者由于身体局部胶原物质和黏蛋白堆积、水分吸收，产生独特的黏液性水肿表现，如颜面、眼睑、下肢的水肿，也让患者显得肥胖。

除了肥胖，甲减还会导致畏寒、少汗、乏力、反应迟钝等表现；部分患者还会出现颜面水肿、表情呆板、淡漠、面色苍白等面具脸面容；还有一部分患者会出现皮肤干燥粗糙，肤温降低，手脚掌皮肤或可呈姜黄色，严重者还会出现黏液性水肿昏迷。

4. 肾上腺

肾上腺分泌糖皮质激素、盐皮质激素、肾上腺素等维持生存的必要激素。肾上腺疾病也有可能导致肥胖。其中，与肥胖关系最为密切的是糖皮质激素分泌增多导致的库欣综合征。糖皮质激素对糖、蛋白质、脂肪代谢及多种器官都有重要的作用，是维持生命的重要激素，如果糖皮质激素分泌过多，会导致身体部位的脂肪异常分布，表现为脂肪堆积在颈部、背部、腹部等，而四肢相对较细，呈现出腹型肥胖的特点，出现满月脸、水牛背的表现。

除了肥胖，库欣综合征还可能引起高血压、低钾血症、糖尿病、糖耐量降低、骨质疏松症、肌肉消瘦、性功能紊乱、精神症状、感染、静脉血栓等表现或病症。

5. 性腺

男性的性腺是睾丸，女性的性腺是卵巢。性腺分泌的激素有维持性征、生殖的重要功能。肥胖与性腺功能减退症是一种相互促进、互为因果的关系。在性腺功能减退的患者中，也会有一定的肥胖者。

除了肥胖，性腺功能减退的患者还可表现出第二性征消退，男性表现为阴茎小、声音尖，女性则出现阴道萎缩、阴道分泌物减少。

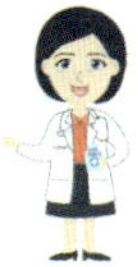

6. 胰腺

胰岛分泌胰岛素、胰高血糖素等多种与糖代谢有关的激素。胰岛素是体内唯一降低血糖的激素，并能够促进糖原、脂肪、蛋白质合成。胰岛素分泌过多，如胰岛素瘤，甚至是糖尿病患者使用胰岛素治疗时，也容易出现肥胖。

除了肥胖，胰岛素瘤的典型表现为低血糖、精神行为异常，发作时出现饥饿、心悸等表现。

虽然继发于内分泌疾病的肥胖在所有肥胖中占比不高，但容易被忽视，或被误认为原发性肥胖。如果忽视可能延误疾病的诊治，甚至可能造成不良后果，因此不能不防。如果肥胖患者同时出现上述内分泌疾病的其他表现，需要警惕内分泌疾病相关肥胖，需要内分泌科医生协助明确诊断并给予相应治疗方案。

（郭晓溪　杜函泽）

参考文献

[1] 国家卫生健康委疾病预防控制局. 中国居民营养与慢性病状况报告（2020年）[M]. 北京：人民卫生出版社，2020.

[2] 杨琦雯，陈树春. “2020年欧洲内分泌学会临床实践指南：肥胖的内分泌学检查”解读 [J]. 中国实用内科杂志，2021，41（5）：434-438.

[3] HOCHBERG I，HOCHBERG Z. Expanding the definition of hypothalamic obesity [J]. Obes Rev，2010，11（10）：709-721.

[4] DAOUSI C，DUNN A J，FOY P M，et al. Endocrine and neuroanatomic features associated with weight gain and obesity in adult patients with hypothalamic damage [J]. Am J Med，2005，118（1）：45-50.

[5] Morton N M，Seckl J R. 11 beta-hydroxysteroid dehydrogenase type 1 and obesity [J]. Front Horm Res，2008，36：146-164.

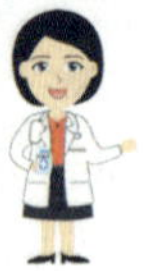

47 成人肥胖有哪些危害

一直以来，人们习惯将“胖瘦”和“美丑”联系在一起。有人认为，大腹便便的形象不够美观；也有人认为，胖乎乎的体态更加可爱。然而，肥胖不只关乎颜值，更重要的是对健康有不利的影响。医学研究发现，肥胖会对我们的身体造成许多危害。也正因如此，肥胖已经被划入了疾病的范畴。

由此可见，肥胖与否，美观上只是小事，健康才是大事。那么，肥胖背后都潜藏着哪些健康问题呢?

一、成人肥胖有哪些危害

肥胖是指体内的脂肪堆积过多和/或分布异常。这些多余的脂肪，除了堆积在身体表面，也可以贮藏在肝脏、肾脏等脏器，甚至还可以进入血液中。因此，肥胖患者的循环系统、内分泌系统、呼吸系统、消化系统、运动系统、泌尿系统、生殖系统等各个重要的系统都“深受其害”。

1. “压力山大”的心脑血管系统

权威研究显示，肥胖与高血压、高血脂、动脉粥样硬化等心脑血管疾病密切相关。肥胖可通过神经激素激活、炎症反应等多种机制引起血压升高。过剩的脂肪进入血液，则会引发高血脂、动脉硬化。此外，过剩的脂肪组织需要消耗更多的氧，为了提供更多的血氧，心脏就需要“加班加点”努力泵血。长此以往，心脏的负担越来越重，再加上高血压、高血脂、动脉粥样硬化的影响，肥胖患者的心脑血管系统可谓是“压力山大”，心肌梗死、脑梗死等急性

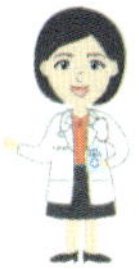

心脑血管事件的发生风险也大大增加。

由此可见，心脑血管系统是我们身体的“打工人”，而肥胖给它们带来了沉重的工作负担。为了使心脑血管系统维持正常的运转，避免它们在长期的压力下怠工甚至罢工，积极减肥很有必要。

2. 内分泌系统——“甜蜜”的困扰

如果注意观察身边的2型糖尿病患者，就会发现一个特点：肥胖者居多。肥胖可诱发糖尿病已经成为不争的事实。那么，为什么肥胖者更易出现血糖升高呢？

正常人体的血糖之所以能保持平稳，是因为胰腺内的胰岛β细胞可以随着进餐分泌适当的胰岛素，以降低血糖。而肥胖者体内多余的脂肪组织会扰乱这一过程。一方面，多余的脂肪组织会减弱胰岛素的作用，即使分泌更多的胰岛素，血糖也不能降至正常；另一方面，脂肪组织还会逐渐破坏胰岛β细胞，久而久之，胰岛素的分泌越来越少，血糖则越升越高。

除了给内分泌系统带来糖尿病这种“甜蜜”的困扰，肥胖还会引起尿酸升高，甚至导致痛风。为了减轻这些困扰，积极减重是行之有效的方法之一。

3. “鼾声如雷”的呼吸系统

睡觉“打呼噜”是再常见不过的现象，在肥胖人群中尤其多见，但“打呼噜”并不意味着“睡得香”，反而可能是一种疾病。如果仔细观察就会发现，有一部分人的鼾声很响，并且不规律，常出现鼾声突然停止，并伴随着呼吸暂停，过十余秒后方能恢复，这就是所谓的睡眠呼吸暂停综合征。睡眠呼吸暂停会降低睡眠质量，引起多种危害，严重时甚至导致患者在睡眠中猝死。

肥胖者发生睡眠呼吸暂停的比例远高于体重正常的人

群，原因其实很好理解。试想一下，大量的脂肪堆积在颈部及胸腹部，既压迫气管引起气道狭窄，又挤压胸腔空间降低肺容量，自然会影响呼吸功能，并且在身体放松睡眠时格外明显。此外，研究还发现，睡眠呼吸暂停会加重肥胖。也就是说，如果不加干预，肥胖和睡眠呼吸暂停将会互相加重，形成恶性循环。

4. 油腻的肝脏——脂肪肝

什么是脂肪肝呢？简单来说，就是指多余的脂肪贮存在肝脏内，使正常的肝细胞发生脂肪变性，原本健康的肝脏变得“油腻腻”。尽管初期脂肪肝往往“不痛不痒”，没有明显的症状，但它的危险也不容小觑。如果放任不管，“油腻”的脂肪越积越多，正常的肝脏组织将被逐渐破坏，甚至发展为肝硬化、肝癌。因此，在脂肪肝初期应充分给予重视。通过积极调整生活方式、减轻体重，肝脏就有望摆脱油腻，恢复健康。

5. 不堪重负的骨关节

膝关节是人体最大的承重关节，在我们的站立、行走中发挥着不可或缺的作用。然而，肥胖者体重增加，常常超过膝关节所能承受的正常重量。膝关节受力不均匀、负荷增加、日渐劳损，更容易发生骨关节炎，造成关节疼痛、活动不便等症状。由此可见，肥胖是膝关节的大敌。为了保护膝关节，就需要维持正常体重，给膝关节“减负”。

综上，肥胖可以导致高血压、高血脂、糖尿病、动脉粥样硬化、脂肪肝，并大大增加睡眠呼吸暂停、膝关节炎等的患病风险。除上文提到的危害外，肥胖还会影响生育，损害肾脏，加重患者的社会心理负担。

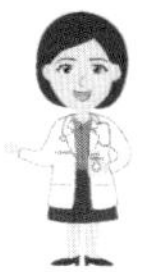

二、怎样判断自己是否肥胖

在充分了解肥胖的危害之后，相信大家都会关心一个问题——怎样判断自己是否肥胖？判断肥胖，不能仅依靠我们日常对一个人粗略的直观印象，而需要用体重指数（BMI）作为标准。通过计算体重（kg）÷身高（m）的平方就可以得出BMI（kg/m^2），$24kg/m^2 \leqslant BMI < 28kg/m^2$为超重，$BMI \geqslant 28kg/m^2$为肥胖。

此外，有些人的BMI虽然没有达到肥胖标准，但肚子上藏着许多“肉肉”。这种情况下，还需要测量腰围（在肚脐上方2～3cm用皮尺水平绕一圈），如果女性腰围≥85cm，男性腰围≥90cm，也属于肥胖的一种，即腹型肥胖。

值得强调的是，本文提到的肥胖仅限于单纯性肥胖。事实上，有部分患者的肥胖是由特殊疾病引起的，如库欣综合征、甲状腺功能减退症等。这部分患者除肥胖外，往往还会出现一系列其他症状，病情也更重。对于这些患者，则需要更积极地进行有针对性的诊治。

简而言之，“一胖毁所有”并非戏言。肥胖作为一种慢性病，可引发高血压、高血脂、糖尿病、脂肪肝等多种疾病，严重威胁患者的健康。为了减轻体重，消除肥胖的危害，需要充分发挥“主观能动性”，管住嘴，迈开腿，养成健康的生活习惯，必要时还应及时就诊，在医生指导下制订更加科学合理的减重方案。

（李圆梦　王林杰）

参考文献

[1] ZENG Q, LI N, PAN X F, et al. Clinical management and treatment of obesity in China [J]. Lancet Diabetes Endocrinol, 2021, 9 (6): 393-405.

[2] 中华医学会内分泌学分会肥胖学组. 中国成人肥胖症防治专家共识 [J]. 中华内分泌代谢杂志, 2011, 27 (9): 711-717.

[3] NCD Risk Factor Collaboration (NCD-RisC). Worldwide trends in body-mass index, underweight, overweight, and obesity from 1975 to 2016: a pooled analysis of 2416 population-based measurement studies in 128.9 million children, adolescents, and adults [J]. Lancet, 2017, 390 (10113): 2627-2642.

[4] KLEIN S, GASTALDELLI A, YKI-JÄRVINEN H, et al. Why does obesity cause diabetes ? [J]. Cell Metab, 2022, 34 (1): 11-20.

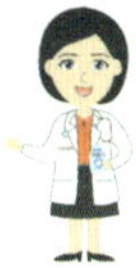

48 肥胖患者该怎么吃

肥胖是一种体内脂肪堆积过多和/或脂肪分布异常的慢性代谢性疾病。俗话说“减肥七分靠吃，三分靠练”。合理健康的膳食模式是管理肥胖的基础，不仅能减重，还能减少肥胖相关并发症的发生率。那么，肥胖人群应该如何合理安排饮食呢？

一、推荐给肥胖人群的膳食模式

对于肥胖人群的饮食管理，目前有几种推荐的膳食模式。

1. 限能量膳食（CRD）

这是一种限制能量摄入，同时保证基本营养需求的膳食模式。在目标能量摄入的基础上，每日减少500～1000kcal的能量摄入，或者推荐减少总热量摄入的30%～50%，或者每日保证能量摄入1000～1500kcal。在CRD推荐的营养搭配中糖、蛋白质、脂肪分别占总能量的50%～60%、15%～20%、20%～30%。研究发现，CRD适合轻度肥胖人群，或者曾经中重度肥胖，已经减少至轻度肥胖，目前还在减重维持期的人群。

2. 高蛋白膳食（HPD）

每日蛋白质的摄入量应占总能量的20%～30%，或者说每千克体重每天摄入1.2～1.5g蛋白质。最方便的记忆方法是“四个二”，即每天需要摄入2袋牛奶（一袋250ml）、2个鸡蛋（高胆固醇血症患者可以只吃蛋白）、2两瘦肉（红肉∶白肉＝1∶1）和2两豆制品。

研究发现，对于单纯性肥胖及合并血脂异常的患者，HPD膳食在减重后控制体重反弹、降低体脂方面效果显著。不过合并慢性肾病的患者应慎重选择HPD，否则可能会加速肾功能不全的进展。

推荐HPD的一日餐食如下。

早餐：蔬菜煎蛋卷（2个鸡蛋＋75g混合蔬菜）。

午餐：鸡胸肉（约150g）＋蔬菜（约200g）＋橄榄油（15ml）。

晚餐：清蒸龙利鱼（90g）＋绿色蔬菜（200g菠菜/西蓝花）和豆类（50g干重）。

3. 低碳水化合物膳食（LCD）

每日碳水化合物的摄入量为100～150g，占总能量的26%～45%。近年来火热的生酮饮食属于LCD的一种，但是生酮饮食对碳水化合物的限制更为严格，每日碳水化合物摄入量小于50g，占总能量供应的5%～10%。研究发现，LCD饮食有助于减轻炎症，逆转2型糖尿病，降低血压，减少心血管疾病的风险。

4. 间歇性能量限制（IER）

IER是指在指定的时间段内进行禁食或摄入极低能量，也是当下火热的“轻断食”减肥。在非断食日正常饮食，但是需要少吃高热量、高脂肪、高糖食物。这种膳食模式建议按照先喝汤，再吃菜和肉，最后吃主食的顺序进食。断食日能量供给通常不高于正常需求的25%，建议选择多样化的食物，确保摄入足够的碳水化合物、蛋白质、脂肪、维生素、水和无机盐。多选优质蛋白和富含膳食纤维的食物，如清蒸淡水鱼、去皮鸡肉和虾等。遵循膳食平衡的原则，才能真正坚持下去。

研究发现，IER膳食具有减重、改善胰岛素抵抗、延缓衰老、改善肠道微环境、减少罹患肿瘤的风险等作用。但不是所有人都适合“轻断食”。孕产妇、消瘦、营养不良、患有慢性病或严重胃部疾病的人群不要贸然尝试“轻断食”。

目前推荐的IER方案如下。

（1）隔日断食：吃一天、断一天，循环往复。放开日可以放开限制，吃好、吃舒服，但不宜吃高热量食物，建议多吃高营养密度食物，如富含优质蛋白的食物、新鲜蔬果、粗杂粮。断食日可以执行两种方式，一种是严格禁食，不摄入任何热量，只喝水或者无添加的茶或黑咖啡；另一种允许摄入大概20%的能量（约500kcal的食物），以富含优质蛋白的食物和蔬果为主。

（2）5/2轻断食：一周内随意选取不连续的2天，只摄取平常能量25%的食物（男性大约600kcal，女性大约500kcal），其余5天相对正常吃。

（3）16/8轻断食：一天内只在8小时内随意进食，其他时间不吃。如控制在早上7：00到下午3：00这8小时内进食，其他时间不进食。食物的选择也要注意多选择健康食物，避免油炸和高糖食物，减少盐和味精的摄入，少喝汤，不吃零食。

5. 低升糖指数（LGI）膳食

多吃对血糖水平影响较小的食物。升糖指数（GI）是一种反映食物引起人体血糖升高程度的指标。一般认为，GI＜55的食物是低GI食物，如谷物、新鲜蔬菜、水果和乳制品等。

低GI的食物有助于增加饱腹感，减少脂肪堆积。但是这并不意味着采用低GI膳食就可以暴饮暴食了。需要注意的是，同一食物在不同状态下GI不同，加工越精细的食物往往GI越高，越容易消化吸收。另外，部分食物虽然属于低GI食物，但却是隐形的“热量炸弹”，如牛油果等。

常见低GI食物有玉米、大麦、燕麦粥、牛奶、豆浆、豆类（扁豆、大豆等）、芋头、大白菜、卷心菜、芹菜、菠菜、油菜、韭菜、苦瓜、黄瓜等。

二、肥胖人群减重时的注意事项

1. 膳食均衡

无论采取哪种减重膳食模式，都应保证摄入充足的营养素，避免单一营养素的不足。

2. 避免极端饮食

避免过于极端或不合理的减重方法，以免造成营养不良或身体健康问题，这样反而“得不偿失”。

3. 适量运动

饮食控制和适量运动相结合可以获得更好的减重效果，同时有助于塑造身体线条和增加肌肉含量。

4. 注意心理健康

减重过程中，要保持积极的心态，避免过分焦虑和压力。

总的来说，选择适合自己的减重膳食模式，并结合适量运动和良好的生活习惯，有助于预防和管理肥胖，并提高整体健康水平。在实施减重计划前请咨询专业人士，以获得个性化的建议。

（郭筱楠　段　炼）

参考文献

[1] 中华医学会内分泌学分会，中华中医药学会糖尿病分会，中国医

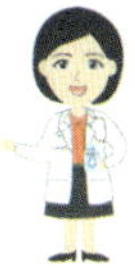

师协会外科医师分会肥胖和糖尿病外科医师委员会，等. 基于临床的肥胖症多学科诊疗共识（2021年版）[J]. 中华内分泌代谢杂志，2021，37（11）：959-972.

[2] MOST J，REDMAN L M. Impact of calorie re-striction on energy metabolism in humans [J]. Exp Gerontol，2020，133：110875.

[3] 中国医疗保健国际交流促进会营养与代谢管理分会，中国营养学会临床营养分会，中华医学会糖尿病学分会，等. 中国超重/肥胖医学营养治疗指南（2021）[J/CD]. 中国医学前沿杂志（电子版），2021，13（11）：1-55.

[4] YOKOSE C，MCCORMICK N，RAI S K，et al. Effects of low-fat，Mediterranean，or low-carbohydrate weight los diets on serum urate and cardiometabolic risk factors：A secondary analysis of the dietary intervention randomized controlled trial（DIRECT）[J]. Diabetes Care，2020，43（11）：2812-2820.

[5] PAOLI A，CENCI L，POMPEI P，et al. Effects of two months of very low carbohydrate ketogenic diet on body composition，muscle strength，muscle area，and blood parameters in competitive natural bodybuilders [J]. Nutrients，2021，13（2）：374.

49 肥胖患者适宜的运动有哪些

肥胖通常指机体脂肪含量过高或分布异常，是一种受遗传和环境等多因素共同调节的慢性代谢性疾病。肥胖的治疗基石是生活方式干预，而运动锻炼则是其中重要的手段之一。长期、科学的运动不但有助于减重，而且可降低高血压、冠心病等肥胖相关并发症的发生率。那么，肥胖患者适宜做哪些运动呢？

一、运动项目选择的总体原则

肥胖患者运动项目的选择需充分考虑肥胖程度及身体耐受情况，全面评估合并症，并结合个人的兴趣爱好进行选择。其中，中重度以上肥胖患者常合并高血压、冠心病等肥胖相关并发症，此类肥胖患者进行运动时应尤为注意运动的安全性。建议患者在专科医生指导下评估运动风险，制订运动方案。

二、肥胖患者合理的运动量

肥胖患者若既往无规律运动习惯，可以从强度较小、时长较短的运动起始，随后逐步增加运动强度及运动总量，最终可达到每周运动3～5天，每周运动总时长≥150分钟。对于无法坚持一次性完成30分钟运动时长的肥胖患者，如每天运动总时长累计达到30分钟及以上，也是有益的。

三、肥胖患者适宜的运动强度和项目

尽管对于大多人来说，提及“运动”二字即想起跑步锻炼，但是对于肥胖患者尤其是重度肥胖的患者，他们的下肢承受了身体的大部分重量，本身就已受到较大压力，所以肥胖患者并不适合马上选择跑步的方法来减重，如果长时间高强度跑步，会进一步加重下肢关节负荷，导致关节损伤。

推荐肥胖患者在自身可承受的情况下选择中等强度的有氧运动项目，并且尽可能锻炼更多的身体部位，同时训练躯干和上下肢等主要肌群。适宜的运动项目主要包括快步行走、游泳、骑车、柔道、瑜伽、羽毛球、乒乓球和高尔夫球等。此类运动一般可使患者心率达到最大心率的50%～70%，运动过程中稍感用力，自觉有心跳呼吸加速，但并不感到过于急促或不适。对于无抗阻运动相关禁忌的肥胖患者，适量适度的抗阻运动有利于改善肌肉力量和运动耐力，可控制在每周2～3次，并且2次运动间隔应≥48小时。

除规律体育运动外，建议肥胖患者可充分利用上下班时间，适度增加步行。平日应减少久坐时间，可尝试将生活娱乐和运动融为一体。

四、肥胖患者运动的注意事项

（1）坚持运动并养成规律运动的习惯，同时辅以饮食控制等生活方式干预，才可达到更好的减重效果。

（2）由于部分患者合并肥胖相关并发症，此类患者应合理安排运动强度、运动时间。警惕发生运动相关低血糖、低血压或脂肪肝加重、心绞痛发作等不良事件。对于合并糖尿病的肥胖患者，不适当的运动时间和强度，可能诱发低血糖，故患者应避免在空腹或血糖偏低时进行高强度运动，运动前后注意监测血糖，一旦患者出现头晕、乏力、心悸、手抖、出冷汗等低血糖表现，应立即停止运动并及时进行相应处理或就医。对于存在未控制的严重高血压、高血糖，或存在不稳定心绞痛等严重肥胖相关并发症的患者，在病情得到良好控制前，不宜进行运动。

（3）平素无规律运动习惯或运动较少的肥胖患者，在初次运动前，需进行充分的热身活动，避免一开始就直接做剧烈的体育运动，以免引起肌肉、软组织和关节的损伤。

肥胖被视为危害人类的重要健康问题之一，是糖尿病、高血压、心脑血管疾病等多种慢性病的独立危险因素。生活方式干预是肥胖减重治疗的基石，其中，运动干预对减重并维持减重效果具有重要意义。值得注意的是，患者应结合自身的肥胖程度、身体耐受情况、肥胖相关并发症严重程度及个人兴趣选择运动项目种类和强度，切勿盲目追求过度运动。运动时制订合理减重运动策略，在实现更好的减重效果同时保证运动的安全性。

（于　娜　赵宇星）

参考文献

[1] 曲伸，陆灏，宋勇峰. 基于临床的肥胖症多学科诊疗共识（2021年版）[J]. 中华肥胖与代谢病电子杂志，2021，7（4）：211-226.

[2] 中华医学会，中华医学会杂志社，中华医学会全科医学分会，等. 肥胖症基层诊疗指南（2019年）[J]. 中华全科医师杂志，2020，19（2）：95-101.

[3] GARVEY W T，MECHANICK J I，BRETT E M，et al. American Association of Clinical Endocrinologists and American College of Endocrinology Comprehensive Clinical Practice Guidelines for medical care of patients with obesity [J]. Endocr Pract，2016，22（Suppl 3）:

1-203.
[4] 中华医学会糖尿病学分会. 中国2型糖尿病防治指南（2017年版）[J]. 中国实用内科杂志，2018，38（4）：292-344.

50 儿童青少年睡眠与肥胖有关吗

宝妈、宝爸，尤其是老一辈的家长，总是担心孩子太瘦，缺乏营养，努力把自家孩子养得白白胖胖。而且我们也经常会被一个胖乎乎的孩子所吸引住，忍不住赞叹，“哇，这孩子真可爱！”这个时候家长需要警惕勿掉入“可爱陷阱”，家长要明白过度膨胀的可爱背后往往隐藏着健康危机。那么如何判断宝贝体重是否在正常范围内？胖到什么程度需要就医呢？

一、儿童青少年肥胖的评估标准

首先，让我们了解一个指标——体重指数（BMI），它的计算公式为：BMI＝体重（kg）÷身高（m）的平方。我们国家的孩子可以参照《中国儿童肥胖诊断评估与管理专家共识（2022）》中的《中国学龄儿童青少年超重、肥胖筛查体重指数值分类标准》。根据该标准，肥胖是指在同年龄同性别儿童和青少年中，BMI≥第95百分位数；超重是指在同年龄同性别儿童和青少年中，BMI处于第85～95百分位数，具体的数值可以参考表18。

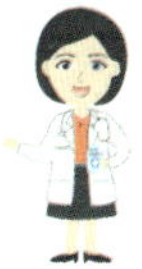

表18　中国学龄儿童青少年超重、肥胖筛查BMI分类标准

年龄（岁）	男生BMI（kg/m²）		女生BMI（kg/m²）	
	超重	肥胖	超重	肥胖
6.0～	16.4	17.7	16.2	17.5
6.5～	16.7	18.1	16.5	18.0
7.0～	17.0	18.7	16.8	18.5
7.5～	17.4	19.2	17.2	19.0
8.0～	17.8	19.7	17.6	19.4
8.5～	18.1	20.3	18.1	19.9
9.0～	18.5	20.8	18.5	20.4
9.5～	18.9	21.4	19.0	21.0
10.0～	19.2	21.9	19.5	21.5
10.5～	19.6	22.5	20.0	22.1
11.0～	19.9	23.0	20.5	22.7
11.5～	20.3	23.6	21.1	23.3
12.0～	20.7	24.1	21.5	23.9
12.5～	21.0	24.7	21.9	24.5
13.0～	21.4	25.2	22.2	25.0
13.5～	21.9	25.7	22.6	25.6
14.0～	22.3	26.1	22.8	25.9
14.5～	22.6	26.4	23.0	26.3
15.0～	22.9	26.6	23.2	26.6
15.5～	23.1	26.9	23.4	26.9
16.0～	23.3	27.1	23.6	27.1
16.5～	23.5	27.4	23.7	27.4
17.0～	23.7	27.6	23.8	27.6
17.5～	23.8	27.8	23.9	27.8
18.0～	24.0	28.0	24.0	28.0

二、儿童青少年肥胖的健康危害

在过去的50年中，全球范围内儿童和青少年肥胖的患病率迅速增加。1975—2016年，全球5～19岁儿童和青少年肥胖的年龄标准化患病率女孩从0.7%增加到5.6%，男孩从0.9%增加到7.8%。最新调查显示，我国每5个学龄儿童就有一个超重或肥胖。乍一看我们可能对这些患病率没有太深刻的感知，可是真正需要我们警惕的是超重肥胖背后的健康风险。要知道，所有身体系统都会在短期、中期甚至长期受到肥胖的影响。国内外调查发现，儿童时期肥胖的孩子60%～70%在成年期也肥胖，肥胖儿童患高胰岛素血症、胰岛素抵抗、高血压及脂肪肝的比例高达30%～50%，造成2型糖尿病等心血管代谢疾病的提早到来，因此，发现体重超标并且有代谢异常的孩子，应及早就医问诊。此外，肥胖儿童因体态等因素也容易受到歧视，更容易出现心理问题，如抑郁、焦虑、生活质量下降等。这些数据也应该引起家长们对孩子超重和肥胖的更多关注，不过家长不必对此过于恐慌。让我们继续了解为什么孩子会变成“胖墩墩”。

三、儿童青少年睡眠与肥胖的关系

其实很难用某一个单一的因素去解释孩子为什么会超重或者肥胖，肥胖是一系列复杂因素相互作用的结果，包括环境、遗传和社会经济水平等。例如，饮食中油脂含量增加和运动不足都是我们耳熟能详的导致肥胖的风险因素。这里想跟大家科普一个很容易被家长忽略的，可能会增加孩子超重肥胖风险的因素——睡眠。睡眠是一个多维度指标，除了睡眠时间的长短，还包括睡眠质量、习惯等维度。对于儿童和青少年来说，不仅要保证足够的睡眠时间，还要保持良好的睡眠质量。那孩子每日需要多少睡眠时间呢？孩子的推荐睡眠时间会随着年龄的增长而有所改变，参照2021年发布的《中国儿童肥胖的评估、治疗和预防指南》：刚出生到3月龄的新生儿应睡眠14～17小时；4～11月龄的婴儿应保持12～15小时质量良好的睡眠；1～2岁幼儿保持11～14小时的高质量睡眠，包括小睡和打盹；3～5岁儿童应建立健康的睡眠模式，保证每天10～13小时的高质量睡眠；6～12岁学龄儿童每天有9～12小时的夜间睡眠；13～18岁青少年有8～10小时的夜间睡眠（图23）。孩子要养成健康的睡眠方式，睡觉时避免声、光、不适当的温湿度等干扰，并及时纠正因睡眠时长和时段的紊乱导致的进食和代谢异常状态。

如何评价睡眠质量呢？目前有多种简便的量表可用于评估，其中包括匹兹堡睡眠质量指数量表、阿森斯失眠量表等。匹兹堡睡眠质量指数量表最初由匹兹堡大学的睡眠研究中心开发，是经过验证和使用最为广泛的睡眠障碍评估量表之一。该量表由19个项目组成，可用于评估被试者

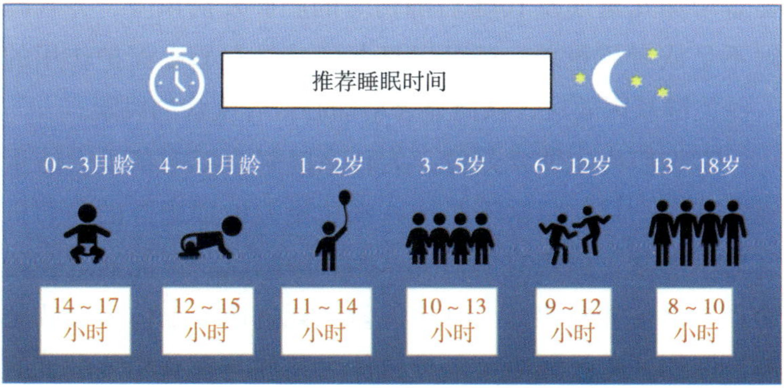

图23　不同年龄段孩子推荐睡眠时间

最近1个月的睡眠质量，涵盖睡眠质量、睡眠持续时间、睡眠效率、睡眠障碍、催眠药物使用等方面。每个项目的得分范围为0～3分，总分为0～21分，得分越高表示睡眠质量越差。家长可帮助孩子填写相关量表来评估孩子的睡眠质量。流行病学研究表明，多达50%的儿童有睡眠问题，且大约4%的儿童有正式的睡眠障碍诊断。睡眠障碍是一系列与睡眠相关疾病的统称，儿童青少年常见的睡眠障碍包括阻塞性睡眠呼吸暂停、异态睡眠、儿童行为性失眠、延迟睡眠时相障碍和不宁腿综合征等。上述睡眠障碍具有不同的临床表现，均可不同程度地影响孩子的睡眠时间和质量。如阻塞性睡眠呼吸暂停在儿童中主要由扁桃体和腺样体肥大引起，主要表现为睡眠打鼾、呼吸暂停、夜间出汗或遗尿、晨起头痛和白天过度嗜睡等。

家长们都知道睡眠不好会影响孩子长个，而睡眠不足和睡眠质量差也会增加孩子患肥胖的风险。越来越多的大型横断面研究和纵向流行病学研究表明，睡眠不足是儿童青少年肥胖的一个风险因素。北京协和医院黎明教授研究团队通过分析在北京地区开展的纳入近2万名6～18岁学龄儿童青少年的大型队列研究，发现儿童期睡眠时间不足显著增加儿童期及10年后随访时的肥胖发病风险，并且睡眠不足或者质量差，还可以显著削减具有心脏保护作用的一些关键基因效应，从而显著增加心血管疾病的风险。

家长们肯定非常好奇，为什么睡眠会影响孩子的体重呢？其实，目前睡眠不足或睡眠质量差增加肥胖的确切机制尚不清楚，但现有的研究认为，睡眠减少可能通过多种途径来增加能量摄入、减少能量消耗进而增加体重导致肥胖。例如，睡眠减少可能导致体内某些与食欲相关激素的改变，如影响瘦素和胃饥饿素的分泌或者发挥作用。瘦素

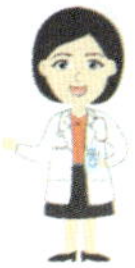

是由脂肪组织分泌的，可以降低食欲、增加能量消耗从而发挥减重的激素。有报道指出，睡眠不足或者睡眠障碍，会使瘦素分泌水平降低或者作用减弱（瘦素水平高也不能发挥有效减重的作用），再加上胃饥饿素水平上升，从而增加孩子的饥饿感，促使他们摄入更多的食物。此外，睡眠不足还会影响孩子的行为，孩子在清醒未睡觉的时间里拥有更多的机会进食，尤其是更有可能摄入高热量的食物，如富含油脂的食物。此外，睡眠不足引发的疲劳也会减少身体活动量，增加久坐不动的时间，从而减少能量消耗，增加肥胖发生风险。

阅读到这里，您是否对孩子睡眠与肥胖之间的关系有了更深入的了解呢？为了提高人们对睡眠重要性和质量的重视，国际心理健康和神经科学基金会于2001年将每年的3月21日定为“世界睡眠日”。我们希望从今天起家长能够重视孩子的睡眠问题，帮助孩子养成良好的睡眠习惯，创造良好的睡眠环境，并积极采取措施改善睡眠，确保孩子能够充足高质量地睡眠。如果孩子出现睡眠问题，如夜间醒来、多梦和打鼾等，家长应及时带孩子就医，寻求专业的医疗帮助。同时要关注孩子的体重变化，减少超重和肥胖的发生发展，让孩子们都能成为健康体型的可爱小宝贝，拥有健康的未来。

（钟　玲　黎　明）

参考文献

[1] JEBEILE H, KELLY A S, O’MALLEY G, et al. Obesity in children and adolescents: epidemiology, causes, assessment, and management [J]. Lancet Diabetes Endocrinol, 2022, 10 (5): 351-365.

[2] KUMAR S，KELLY A S. Review of childhood obesity：from epidemiology，etiology，and comorbidities to clinical assessment and treatment [J]. Mayo Clin Proc，2017，92（2）：251-265.

[3]《中国儿童肥胖的评估、治疗和预防指南》专家组. 中国儿童肥胖的评估、治疗和预防指南 [J]. 中国妇幼健康研究，2021，32（12）：1716-1722.

[4] FU J，WANG Y，LI G，et al. Childhood sleep duration modifies the polygenic risk for obesity in youth through leptin pathway：the Beijing Child and Adolescent Metabolic Syndrome cohort study [J]. Int J Obes（Lond），2019，43（8）：1556-1567.

[5] LI L，FU J，YU X T，et al. Sleep duration and cardiometabolic risk among Chinese school-aged children：do adipokines play a mediating role？[J]. Sleep，2017，40（5）：zsx042.

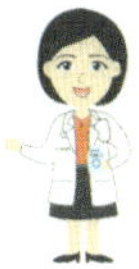

51 神秘的脂肪激素

在注重完美体型与好身材的当下，越来越多的人谈“脂”色变。虽然很多人把脂肪当作塑形路上的洪水猛兽，但正常的脂肪组织对于人体健康却是必不可少的。除人们熟知的储能和供能的作用外，脂肪组织还具有保温、隔热、填充衬垫、保护和固定器官、避免机械摩擦和移位等多种功能。随着实验技术的发展，科学家们发现，脂肪组织还具有分泌功能。难道脂肪也能分泌激素吗？这些激素都会发挥什么样的作用呢？下面就让我们共同走进神秘的脂肪激素来一探究竟。

一、脂肪组织的分泌功能

大家一提起脂肪组织，一般都会想到“脂肪越多人越胖”。诚然，脂肪组织是储存能量、导致肥胖的主要因素，但目前研究发现，脂肪组织也是一个奇妙的内分泌器官，可以分泌600多种生物活性分子，它们统称为脂肪细胞因子，俗称“脂肪激素”。这些脂肪细胞因子一方面分泌入血，随着血液循环到达全身其他部位，调节包括大脑、血管、肝脏、胰腺、肌肉和胃肠道等器官的功能；另一方面，它们能够分别作用于脂肪细胞自身或者邻近的细胞，调节其功能。总体来说，脂肪细胞因子能够调节机体的摄食、脂质代谢、炎症反应、胰岛素敏感性和能量平衡；在局部能调节脂肪组织的血管生成、炎症状态、脂肪组织生长和发育，以及脂肪组织的糖脂代谢和胰岛素敏感性（图24）。

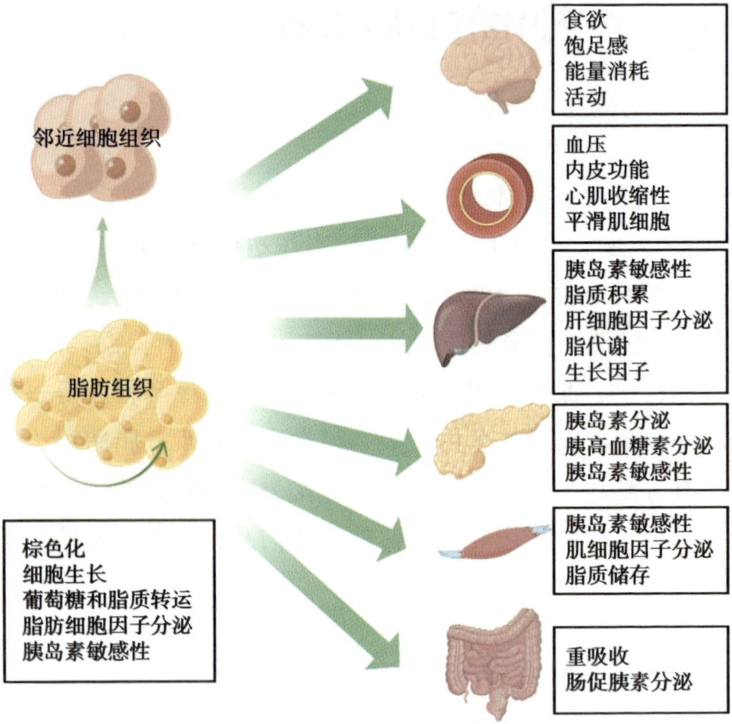

图24 脂肪组织的分泌功能

二、脂肪激素的简介

脂肪细胞因子的发现可以追溯至1994年，在这一年，第一个脂肪细胞因子——瘦素走进了人们视线。瘦素的发现改变了人们对脂肪组织的看法，曾经脂肪只被当作被动的能量储存器，现在被认为是有主动调节能力和代谢功能的动态内分泌器官。此后，越来越多的脂肪细胞因子被发现。脂联素、成纤维细胞生长因子21、神经调节蛋白4及网膜素等都属于“好”脂肪细胞因子，它们可以在糖尿病、肥胖、非酒精性脂肪肝等疾病的发生过程中发挥一定的保护作用。但并非所有的脂肪细胞因子都是身体健康的好帮手，白介素-6、脂肪酸结合蛋白4、肿瘤坏死因子α、抵抗素等则属于“坏”脂肪细胞因子，参与肥胖、胰岛素抵抗、非酒精性脂肪肝等疾病的发生发展（图25）。

脂肪按照分布的位置可以分为皮下脂肪和内脏脂肪。皮下脂肪是指位于皮肤下面的脂肪，如面部、上肢、腹部、臀部和大腿等；内脏脂肪是位于身体内部用来包裹或者填充在重要器官之间的脂肪，如心脏、肝脏、肾脏、胃肠道等的脂肪。这两个部位的脂肪组织在机体能量平衡的调节过程中，所起的作用是不一样的。一般来说，皮下脂肪增多能够储存过多摄入的能量，在一定程度上避免了机体过早出现高血糖、高血脂。但是，内脏脂肪增多，常会使人更容易患上高脂血症、高血压、糖尿病、冠心病等多种疾病，甚至与癌症风险相关。并且内脏脂肪增多后，“好”的脂肪细胞因子如脂联素的水平降低，促炎性的脂肪细胞因子如TNF-α增加，导致炎症发生、疾病恶化。

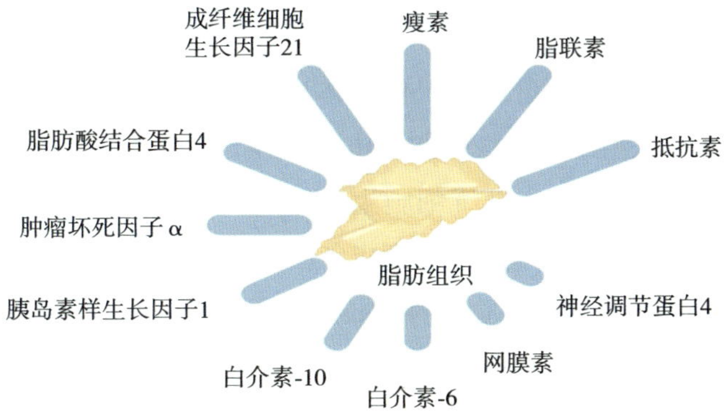

图25　脂肪组织分泌的激素

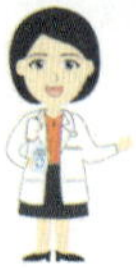

三、第一个脂肪激素——瘦素

作为第一个被发现的脂肪细胞因子，瘦素主要由WAT分泌。它的名字源自希腊语“leptos”，意为“瘦”。瘦素从脂肪组织中被分泌后，通过血液循环，来到内分泌腺体的司令部——下丘脑，然后与下丘脑食欲调节神经元上的瘦素受体相结合，抑制食欲，进而减轻体重。此外，瘦素还能够反过来作用于脂肪组织，促进甘油三酯分解，抑制脂肪酸合成酶表达，减少脂肪含量。那么，是不是人体有越多的瘦素就能越瘦呢？答案是否定的。科学家们通过研究发现，当瘦素超出最大浓度后，会使机体处于“瘦素抵抗状态”，此时人们不瘦反胖，还有可能并发其他代谢异常等问题。

当然，除了瘦素，其他的脂肪激素也发挥了重要作用。例如，脂联素可以增加胰岛素的敏感性、抗炎、抗动脉粥样硬化；成纤维细胞生长21可以改善糖耐量、减少心脏肥大；而肿瘤坏死因子α则与人类肥胖、胰岛素抵抗、2型糖尿病呈正相关。

总的来说，脂肪组织作为体内最大的分泌器官，产生的脂肪细胞因子种类繁多，功能各样，有发挥有益作用的瘦素、脂联素、成纤维细胞生长21等“好”因子，也有损害健康的白介素-6、脂肪酸结合蛋白4、肿瘤坏死因子α等“坏”因子。随着实验与科学技术的发展，让原本模糊神秘的脂肪细胞因子逐渐变得清晰，人们对脂肪细胞因子的认识也越发深入。总之，小小的脂肪激素也可以发挥大大的作用。

（胡雯婧　龚凤英）

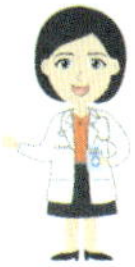

参考文献

[1] CINTI S. The endocrine adipose organ [J]. Rev Endocr Metab Disord, 2022, 23 (1): 1-4.

[2] SCHEJA L, HEEREN J. The endocrine function of adipose tissues in health and cardiometabolic disease [J]. Nat Rev Endocrinol, 2019, 15 (9): 507-524.

[3] NAVARRO-PEREZ J, VIDAL-PUIG A, CAROBBIO S. Recent developments in adipose tissue-secreted factors and their target organs [J]. Curr Opin Genet Dev, 2023, 80: 102046.

[4] ZHAO S, KUSMINSKI C M, ELMQUIST J K, et al. Leptin: less is more [J]. Diabetes, 2020, 69 (5): 823-829.

[5] 龚凤英，胡雯婧. 脂肪组织：一个具有高度异质性和可塑性的内分泌和免疫器官 [J]. 中华糖尿病杂志，2022，14 (12): 1469-1474.

基础研究篇

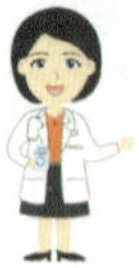

52 基因检测和染色体核型检查是一样的吗

近年来随着遗传学技术的进步和检测成本的下降，在进行遗传病的诊断时，我们常会听到“基因检测”“染色体核型检查”等字眼，可是基因检测和染色体核型检查是一样的吗？它们分别具有哪些用途呢？让我们一起来揭开它们的神秘面纱。

一、生命密码：人类的遗传物质——DNA、基因与染色体

要想搞清楚基因检测与染色体核型检查的关系，就必须要先了解人类的遗传物质——脱氧核糖核酸（DNA）。DNA是一种由脱氧核糖核苷酸构成的反向平行的双链大分子聚合物，是储存、复制和传递遗传信息的主要物质基础。基因是控制生物性状的基本遗传单位，是带有遗传信息的DNA片段。染色体则是基因的载体，是DNA和蛋白质的组合，在细胞分裂过程中，基因会随着染色体的传递而传递，每条染色体上有数十至数千个基因不等。

二、见微知著：基因检测

基因检测主要用于检测基因序列的变异，它通过分析被检测者细胞中的DNA分子信息，检测其含有的基因类型，以及是否存在基因缺陷。它可以检测到单个基因的变异，并结合该基因的遗传方式、具体的变异位点保守性、家族成员信息，通过检索基因变异数据库信息等方式，进而能够推测这些变异可能对个人健康产生的影响及其程

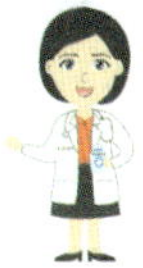

度。该项技术通常用于遗传性疾病的研究和诊断，如囊性纤维化患者在囊性纤维化跨膜传导调节因子（CFTR）基因存在缺陷，21-羟化酶缺陷症患者在类固醇21单加氧酶（CYP21A2）基因存在缺陷。但是，越来越多的研究显示，人类的遗传物质远比想象得复杂。因此，针对不同的用途，也开发出不同的基因检测方式，如单基因的一代测序、特定多基因的靶向捕获测序、全外显子组测序（WES）、全基因组测序（WGS）。对于某些特定疾病，还需要采取针对性的检测策略，如临床上还会用到线粒体基因测序、多重连接探针扩增（MLPA）、甲基化特异性MLPA（MS-MLPA）、拷贝数变异测序（CNV-Seq）、三代测序等。此外，近年来基因检测的用途越发广泛，除诊断遗传性疾病外，还能用于预测个人对特定疾病的易感性、对某一种或某一类药物的治疗反应及特定不良反应的发生风险等。

三、火眼金睛：染色体核型检查

染色体核型检查主要用于检测染色体数目和结构的异常，这些异常可能导致各种疾病，包括流产、出生缺陷和遗传性疾病等。染色体核型检查通常是通过在显微镜下观察染色体的形态和数目来检测是否存在染色体异常，如染色体数量过多或过少、染色体结构异常等，常用该检测方法的疾病有21三体综合征、特纳综合征、克兰费尔特综合征等。既然现在基因检测技术如此发达，能否替代染色体核型这一传统的检查方法呢？目前来看，染色体核型检查有其重要的价值，对于某些疾病的诊断，仍然是一种简便、经济、直观的检查方法，对于发现染色体结构变异更具有不可替代的作用。

因此，虽然基因检测和染色体核型检查都是常用的遗传学检测方法，但它们的适用范围不同。基因检测通常聚焦于基因单个位点的微观变异，而染色体核型检查则更关注染色体宏观的数量和结构异常，不能互相替代。无论是哪种检测方式，都应在专业医生的指导与建议下开展，对于检测结果的解读与其他所有化验检查一样，都需要结合患者实际的具体情况，最终做出综合性的诊断和治疗随访意见，脱离临床则可能导致误诊和漏诊。

（郭保程　王　曦）

参考文献

[1] 夏维波，李梅. 遗传性内分泌代谢疾病［M］. 北京：人民卫生出版社，2022.

[2] 陈竺，傅松滨. 医学遗传学［M］. 北京：人民卫生出版社，2019.

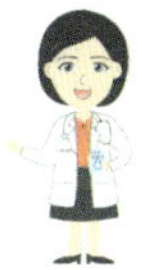

53 哪些孕妈妈需要进行产前基因检测

每对育龄夫妇都期待生育健康的宝宝。然而，我国是出生缺陷发生率较高的国家。统计数据表明，出生缺陷发生率为4%～6%，其中，遗传因素导致的出生缺陷约占80%。基因是遗传信息的载体，基因变异可能引起生长发育的异常和生理代谢的紊乱，从而引发各种遗传性疾病。如果进行基因检测，平均每个健康人携带大约2.8个致病性基因变异，基因变异可能遗传给下一代，这样就增加了后代患遗传性疾病的风险。

那么，准爸爸和准妈妈该如何及时排查生育遗传病患儿的风险呢?

首先，准爸爸和准妈妈应寻求专业遗传咨询师的建议，评估家族疾病史，了解可能的遗传风险。其次，必要时进行产前基因检测，包括基因突变检测、染色体异常筛查等，以评估胎儿是否存在遗传异常。

一、什么是产前基因检测

产前基因检测是指在怀孕期间对高风险胎儿进行的基因检测，是产前诊断中的特异性诊断方式，用于识别潜在的遗传疾病、染色体异常和其他可能影响胎儿健康或发育的疾病。

二、常用技术及主要检测内容

1. 无创产前基因检测

是采用大规模平行测序技术，检测孕妇血浆中胎儿来

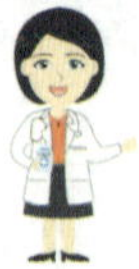

源的游离DNA信息，以筛查常见的染色体非整倍体异常的方法，如唐氏综合征（21三体综合征）、爱德华兹综合征（18三体综合征）和帕托综合征（13三体综合征）。目前此技术主要用于进一步筛查孕12 ～ 22^{+6}周临界风险病例（孕妇进行唐氏综合征产前筛查时，检查结果处于临界风险），排除胎儿染色体异常，筛查准确率高。

2. 绒毛活检

绒毛组织是胎盘内负责母体与胎儿营养物质交换的一种组织，可较大程度上反映胎儿的遗传特征。绒毛活检是在超声检查确认胎儿与胎盘位置后，经腹或经宫颈刮取绒毛膜进行染色体核型或基因检测。一般建议孕11 ～ 13周进行绒毛活检，用于确认胎儿是否有染色体异常疾病。

3. 羊膜穿刺

羊水是胎儿在羊膜囊内的液体环境，其中包含胎儿脱落的皮肤细胞、尿液和胎儿的呼吸道分泌物。羊膜穿刺是通过培养胎儿脱落在羊水中的细胞进行胎儿细胞染色体核型分析及DNA检测，从而对胎儿的染色体和代谢性遗传病做出诊断，检测准确率为100%。最佳采样时机是孕16～22周，此时羊水量相对多，不会对胎儿发育产生影响。

三、哪些孕妇需要产前基因检测

1. 高龄孕妇

高龄孕妇由于年龄增大，受精卵质量相对较差，胎儿很容易出现染色体畸形。大样本研究表明，21三体综合征胎儿主要出生于35岁以上年龄组的孕妇。我国母婴保健法当中明确规定，产妇年龄若在35岁以上（包含35岁），都建议进行产前诊断。

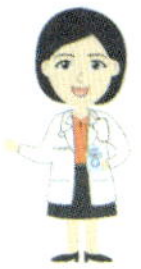

2. 有不良孕产史的孕妇

如果孕妇曾经经历过异常妊娠，如不明原因的流产、死胎或生育过遗传病患儿等，再次怀孕时可通过产前基因检测，确定胎儿是否有染色体异常或基因异常。

3. 有暴露于有害环境物质或药物史的孕妇

一些环境污染物、辐射及药物等因素可能对胎儿的健康造成影响。对于曾经暴露于这些因素的孕妇来说，进行产前基因检测可以帮助评估潜在的遗传性疾病风险。

4. 孕妇及其配偶有家族遗传史

孕妇及其配偶家族患有某种遗传病，胎儿携带相关基因突变的风险即会增加。此种情况下，可进行孕前遗传咨询和基因筛查，产前基因检测也可以明确胎儿是否携带这种基因变异。

5. 常规检查发现胎儿异常

经过超声、血液等检查发现胎儿异常，如怀孕后羊水过多、羊水过少、胎儿发育迟缓、胎儿发育畸形，孕妇可以进一步通过产前基因检测来筛查。

6. 近亲婚配夫妇

近亲婚配可能会增加隐性遗传性疾病的发生风险，这是因为亲缘关系较近的人拥有共同的基因遗传背景，如果夫妇二人都携带某种基因的相同突变，其子代中该基因突变纯合子的概率大大增加，患上遗传性疾病的可能性即会大大增加。

四、产前基因检测的作用

1. 评估胎儿遗传疾病风险，预防基因异常缺陷

产前基因检测有助于识别胎儿是否携带导致某些遗传性疾病的基因变异，或者染色体异常情况，帮助家庭做出

关于怀孕是否继续、选择哪种分娩方式及治疗计划等重要决策，为生育健康宝宝做好准备。

2. 早诊断、早干预

如果产前基因检测结果提示可能存在胎儿遗传相关异常时，医生能够及早制订干预和管理计划，从而极大地降低潜在的疾病风险，提升家长和孩子的生活品质。

产前基因检测为准爸爸和准妈妈提供了及时了解和应对遗传疾病风险的机会，降低了缺陷儿的出生比例，进而提高了生活质量。然而，产前基因检测是一项个性化的检测，应在医生指导下进行，最终结合遗传咨询综合评估。

（张晓霞　聂　敏）

参考文献

[1] BELL C J，DINWIDDIE D L，MILLER N A，et al. Carrier testing for severe childhood recessive diseases by next-generation sequencing[J]. Sci Transl Med，2011，3（65）：65ra4.

[2] 夏维波，李梅. 遗传性内分泌代谢疾病［M］. 北京：人民卫生出版社，2022.

[3] 陆国辉，张学. 产前遗传病诊断［M］. 2版. 广州：广东科技出版社，2020.

[4] 何年安，章生龙. 产前筛查产前诊断与遗传咨询［M］. 合肥：中国科学技术大学出版社，2020.